Danksagung:

Ich danke allen Menschen die mir bei der Veröffentlichung des Buches

Heilfasten: Abnehmen & Wohlfühlen geholfen haben.

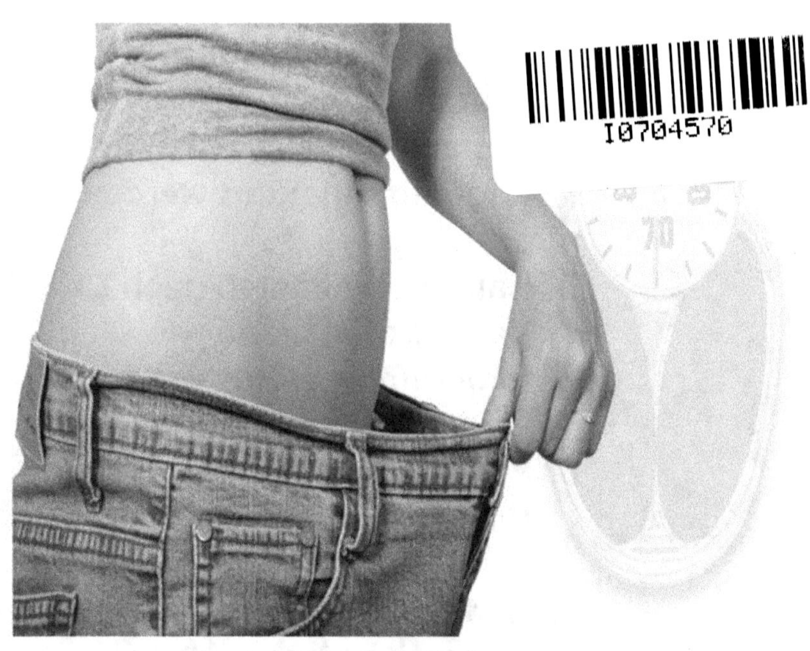

Übersicht

1. Kapitel: Gründe warum Heilfasten

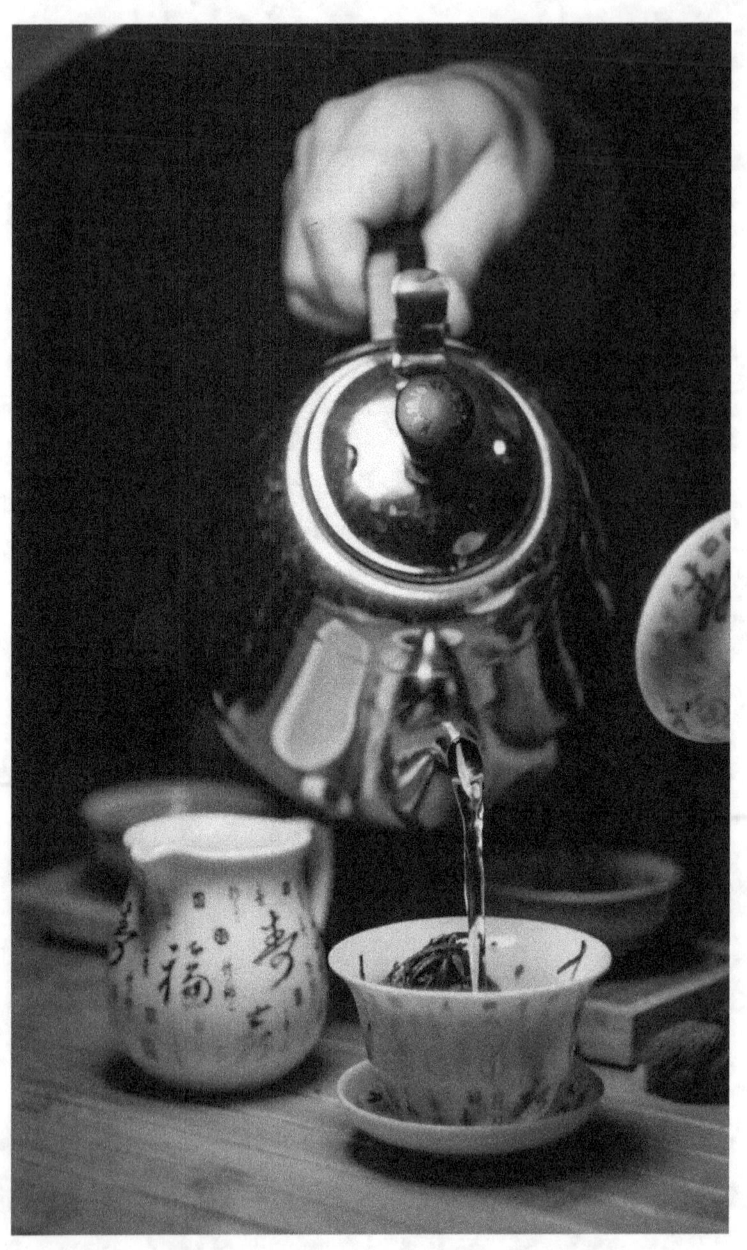

FASTENWOCHE

INNERE REINIGUNG DES KÖRPERS

HEILFASTEN

ABNEHMEN

WOHLFÜHLEN

Kapitel 1: Gründe warum Heilfasten

Es gibt viele Gründe, warum Menschen Heilfasten möchten. Hier sind einige der häufigsten:

Entgiftung: Heilfasten hilft, den Körper von Giftstoffen und Schadstoffen zu reinigen, indem es die Leber, die Nieren und andere Entgiftungsorgane unterstützt.

Gewichtsverlust: Heilfasten kann eine gute Möglichkeit sein, um Gewicht zu verlieren, da es den

Körper dazu bringt, überschüssige Fette und Kalorien zu verbrennen.

Verbesserte Gesundheit: Heilfasten kann dazu beitragen, die Gesundheit zu verbessern, indem es den Blutzuckerspiegel reguliert, das Risiko für bestimmte Krankheiten wie Diabetes und Herzerkrankungen verringert und das Immunsystem stärkt.

Stressabbau: Heilfasten kann eine gute Möglichkeit sein, um Stress und Anspannung abzubauen, da es den Körper und Geist erholen lässt.

 Spiritualität: Für einige Menschen ist Heilfasten auch ein   spirituelles oder religiöses Erlebnis, das ihnen hilft, eine stärkere Verbindung zu ihrer Seele und ihrem höheren Selbst herzustellen.

Jeder Mensch hat seine eigenen Gründe, warum er Heilfasten möchte, und es ist wichtig, dass jeder für sich selbst entscheidet, ob es das Richtige für ihn ist.

SCHÖN, DASS SIE MITMACHEN MÖCHTEN

Finden Sie Ihren Weg zu Ihrem Glück.

**Lesen Sie und finden Sie die Kur, die zu Ihn[en]
passt.**

untersucht und
Anerkennung und Popula[rität]

Wer das Heilfasten aber tatsäch[lich]
hat, ist am Ende schwer zu sage[n]
Geschichte hat und in untersch[iedlichen]
Religionen weiterentwickelt wur[de]

Diese Ärzte und Experten sind b[ei]
Forschung und Förderung des H[eilfastens]
ihre Schriften und ihre Arbeit mit[...]
Sie haben zur Anerkennung und
Heilfastens als gesundheitsförd[ernde]
Methode beigetragen.

**Ihre Entscheidung für eine Fas[ten...]
mit Ihrem Arzt/Ernährungsbera[ter]
Ihres Vertrauens besprochen v[...]**

FASTENWOCHE

INNERE REINIGUNG DES KÖRPERS

HEILFASTEN

ABNEHMEN

WOHLFÜHLEN

Kapitel 1: Gründe warum Heilfasten

Es gibt viele Gründe, warum Menschen Heilfasten möchten. Hier sind einige der häufigsten:

Entgiftung: Heilfasten hilft, den Körper von Giftstoffen und Schadstoffen zu reinigen, indem es die Leber, die Nieren und andere Entgiftungsorgane unterstützt.

Gewichtsverlust: Heilfasten kann eine gute Möglichkeit sein, um Gewicht zu verlieren, da es den

Körper dazu bringt, überschüssige Fette und Kalorien zu verbrennen.

Verbesserte Gesundheit: Heilfasten kann dazu beitragen, die Gesundheit zu verbessern, indem es den Blutzuckerspiegel reguliert, das Risiko für bestimmte Krankheiten wie Diabetes und Herzerkrankungen verringert und das Immunsystem stärkt.

Stressabbau: Heilfasten kann eine gute Möglichkeit sein, um Stress und Anspannung abzubauen, da es den Körper und Geist erholen lässt.

Spiritualität: Für einige Menschen ist Heilfasten auch ein spirituelles oder religiöses Erlebnis, das ihnen hilft, eine stärkere Verbindung zu ihrer Seele und ihrem höheren Selbst herzustellen.

Jeder Mensch hat seine eigenen Gründe, warum er Heilfasten möchte, und es ist wichtig, dass jeder für sich selbst entscheidet, ob es das Richtige für ihn ist.

SCHÖN, DASS SIE MITMACHEN MÖCHTEN.

Finden Sie Ihren Weg zu Ihrem Glück.

Lesen Sie und finden Sie die Kur, die zu Ihnen passt.

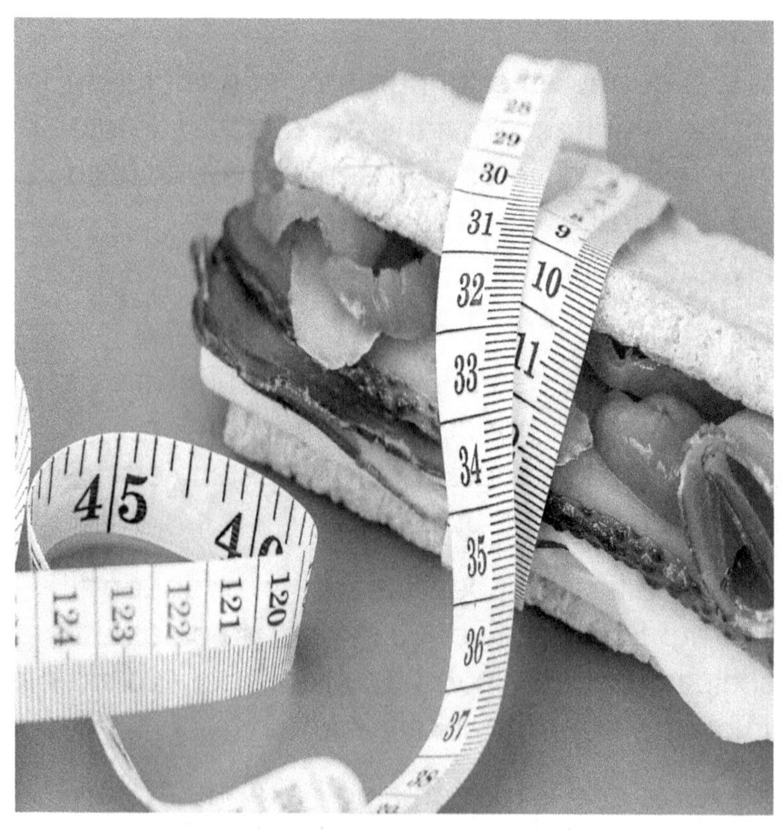

Kapitel 2: Willkommen und Eine schöne Woche in der Fastenzeit!

Das Heilfasten als Methode zur Reinigung des Körpers und zur Verbesserung der Gesundheit hat seine Wurzeln in vielen alten Kulturen und Religionen, einschließlich der griechischen, römischen und ägyptischen Kultur.

Aber wer genau es erfunden hat, ist nicht klar. Einige Historiker glauben, dass therapeutisches Fasten eine uralte Praxis ist, die vor Tausenden von Jahren in verschiedenen Kulturen und Religionen angewendet wurde.

Andere glauben, das bis ins 19. Jahrhundert Es wurde im 19. Jahrhundert wissenschaftlich untersucht und erlangte erst in jüngster Zeit breitere Anerkennung und Popularität.

Wer das Heilfasten aber tatsächlich erfunden hat, ist am Ende schwer zu sagen, da es eine lange Geschichte hat und in unterschiedlichen Kulturen und Religionen weiterentwickelt wurde.

Diese Ärzte und Experten sind bekannt für ihre Forschung und Förderung des Heilfastens, ihre Schriften und ihre Arbeit mit Patienten. Sie haben zur Anerkennung und Verbreitung des Heilfastens als gesundheitsfördernde Methode beigetragen.

Ihre Entscheidung für eine Fastenkur sollte mit Ihrem Arzt/Ernährungsberater Ihres Vertrauens besprochen werden.

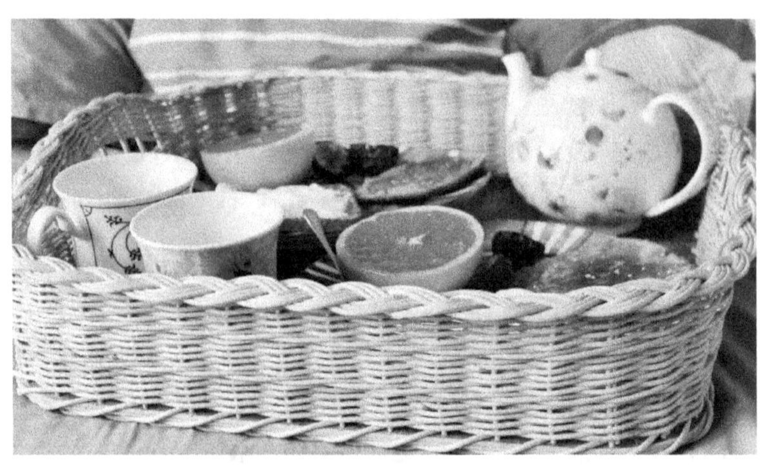

Kapitel 3: Hier ein Beispiel der Fastenkuren von Dr. Jason Fung:

Die Heilfastenkur nach Dr. Jason Fung ist eine spezielle Form des intermittierenden Fastens, die bestimmten Zyklen und Fastenzeiten folgt.

Dr. Fung ist ein führender Experte für Heilfasten und hat eine Methode entwickelt, in der er betont, dass Heilfasten nicht nur eine Methode zur Gewichtsabnahme ist, sondern auch eine Möglichkeit, Insulinresistenz und Stoffwechselerkrankungen zu bekämpfen.

Das Heilfasten nach Dr. Fung kann wie folgt ablaufen:

Dr. Jason Fung ist ein kanadischer Arzt und Experte für intermittierendes Fasten und **Low-Carb-Diäten (1).** Er wurde in Toronto, Kanada, geboren und ist heute über 50 Jahre alt.

Dr. Fung ist ein leitender Nephrologe, der sich auf die Behandlung von Typ-2-Diabetes und Fettleibigkeit spezialisiert hat. Seine Arbeit und Forschung haben dazu beigetragen, das intermittierende Fasten und die kohlenhydratarme Ernährung weithin akzeptierter und populärer zu machen.

Dr. Fung ist Autor mehrerer Bücher, darunter „The Complete Guide to Fasting and the Obesity Rule", und hat eine große Online-Community, die sich seiner Methode und Philosophie widmet.

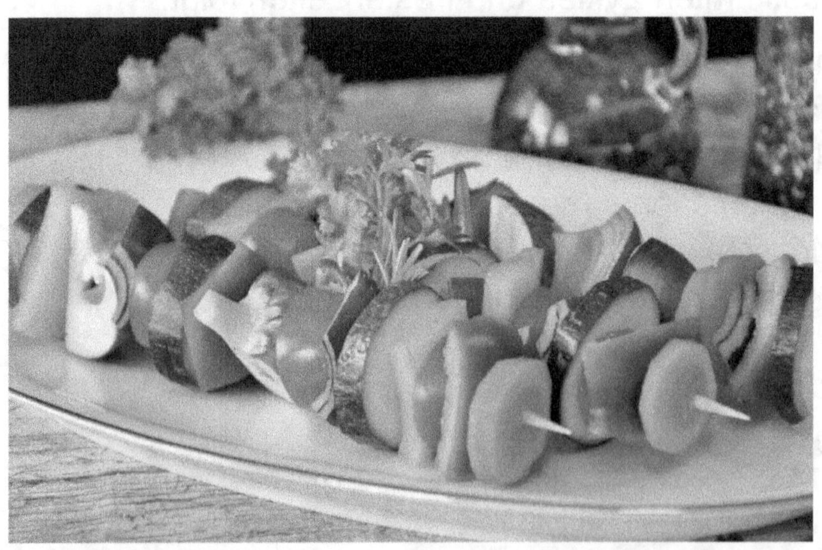

16 Stunden schnell:

Beginnen Sie 16 Stunden am Tag zu fasten. Während dieser Zeit dürfen Sie nicht viele Kalorien zu sich nehmen, können aber Wasser, ungesüßten Tee und Kaffee trinken.

8 Stunden Essensfenster:

In den verbleibenden 8 Stunden können Sie normal essen und trinken.

Wöchentliche Erhöhung:

Über einen Zeitraum von mehreren Wochen kannst du dein Fasten steigern, bis du 36 Stunden gefastet hast und nur noch 12 Stunden am Tag isst.

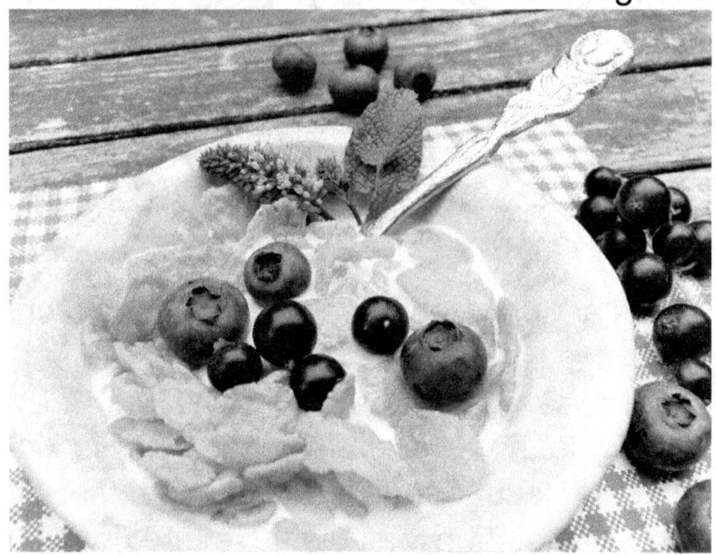

Der vegetarische Tag:

Zusätzlich zum täglichen Fastenzyklus können Sie ein- oder zweimal pro Woche den ganzen Tag nur mit Wasser, Tee und Kaffee fasten.

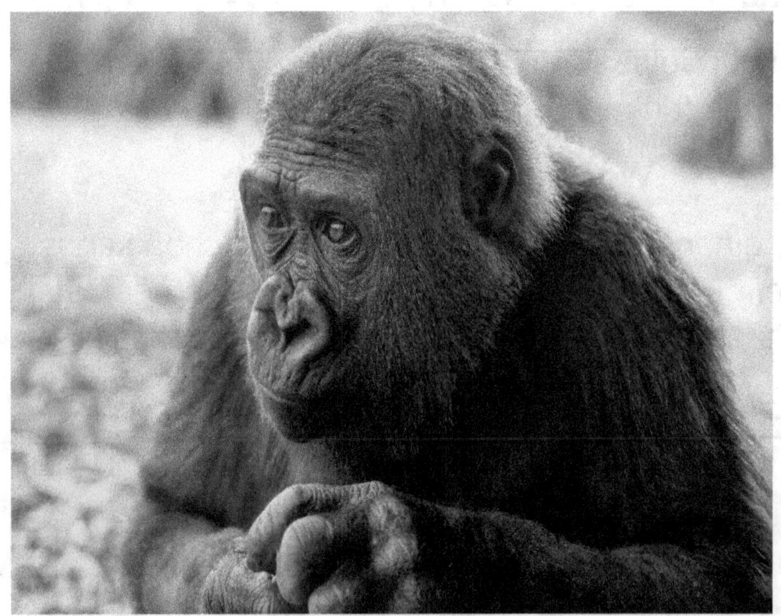

Sie sind stark und haben den Willen eines Gorillas!

Um beste Ergebnisse zu erzielen, sollten Sie sich auch auf eine gesunde Ernährung konzentrieren, die reich an Ballaststoffen, viel Gemüse und Eiweiß und wenig Kohlenhydrate ist.

 Es ist wichtig zu beachten, dass jeder Körper anders reagieren kann und das Fasten zur Behandlung unter

ärztlicher Aufsicht erfolgen sollte, insbesondere wenn
Sie an einer Krankheit leiden oder Medikamente
einnehmen.

Kapitel 4:   Beispiel des Fasten nach Dr. Michael Moseley kann wie folgt durchgeführt werden

Dr. Michael Mosley ist ein englischer Arzt und
Gesundheitsexperte, der in
London, England, geboren wurde.

Er wurde 1957 geboren und ist 63 Jahre alt
(Stand 2021). Dr. Moseley blickt auf eine lange
Karriere als BBC-
Journalistin und Gesundheitsexpertin zurück und ist
bekannt für ihre Arbeit zur Verbreitung von
Informationen über ein gesundes Leben und die
Vorteile des therapeutischen Fastens.

Er hat mehrere Bücher veröffentlicht und durch
seine Fernsehsendungen eine große Anhängerschaft
gewonnen. Das Michael-Mosley-Fasten, auch
bekannt als 5:2-Diät, ist eine Form
des intermittierenden Fastens.

**Dabei wird an zwei Tagen in der
Woche gefastet und an den anderen fünf
Tagen normal gegessen. Nehmen Sie
an Fastentagen bis zu 500 Kalorien (für Frauen)
oder 600 Kalorien (für Männer) zu sich.**
An normalen Tagen können Sie normal essen,

achten Sie aber auf eine gesunde und ausgewogene Ernährung.

Die Fastenmethode, so Dr. Moseley, zielt darauf ab, eine einfache und vielseitige Möglichkeit zu sein, Gewicht zu verlieren und Ihre Gesundheit zu verbessern.

Es wird auch angenommen, dass es den Stoffwechsel ankurbelt, die **Insulinresistenz** (2) verbessert und das Risiko von Herz-Kreislauf-Erkrankungen,

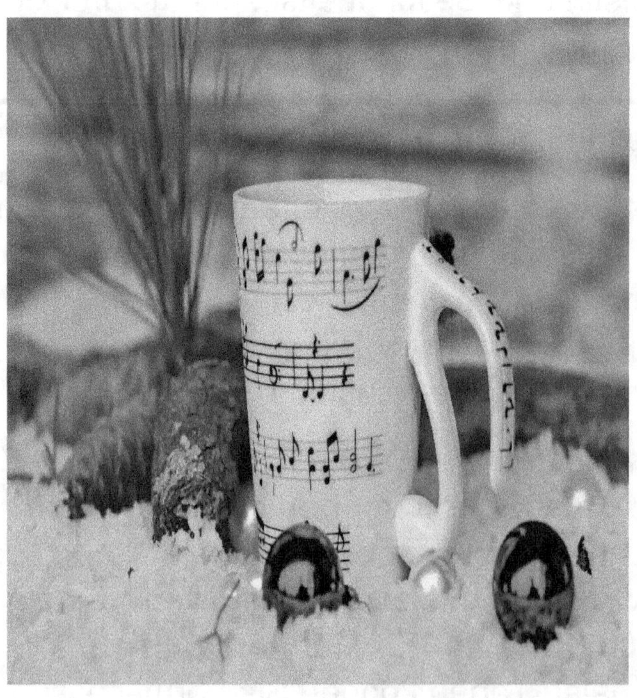

Diabetes und bestimmten Krebsarten verringert.

Es ist wichtig zu beachten, dass
jeder anders reagieren kann und es wird empfohlen,
Ihren Arzt zu konsultieren, bevor Sie mit einer
Fastenkur beginnen.

Es ist wichtig, die
Anweisungen zu befolgen und nicht zu viele
Dinge auf einmal auszuprobieren. Es ist am
besten, einen langsamen, kontrollierten Ansatz
zu wählen, um ein erfolgreiches und gesundes
therapeutisches Fasten zu gewährleisten.

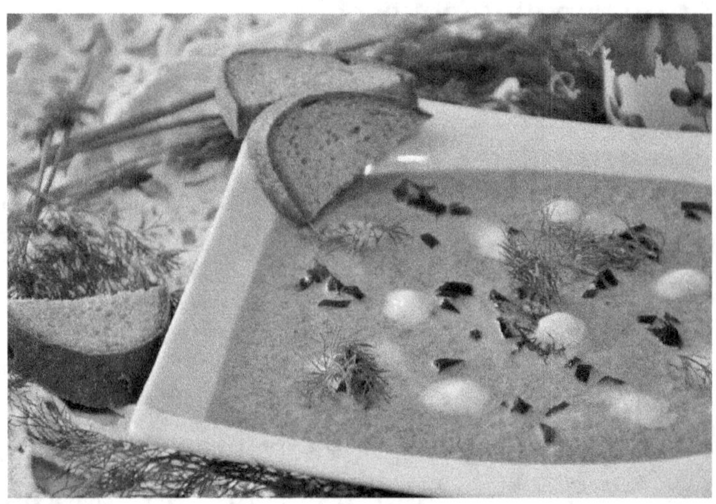

Kapitel 5: Heilfasten nach Dr. Valter Longo kann wie folgt durchgeführt werden:

Dr. Valter Longo ist ein italienischer Biochemiker und Ernährungswissenschaftler. Er wurde 1965 in Castellaneta, Italien, geboren.

Dr. Longo ist Professor an der University of Southern California und Direktor des Longevity Institute.

Er ist einer der weltweit führenden Experten auf dem Gebiet des Heilfastens und der sogenannten „Longevity Diet".

Seine Forschungen und Veröffentlichungen haben dazu beigetragen, das Verständnis für die Vorteile von therapeutischem Fasten und gesunder Ernährung zu erweitern.

Walter Longo, auch Intervallfasten (IFM) genannt, ist eine spezielle Form des Heilfastens, die von einem Wissenschaftler und Ernährungswissenschaftler entwickelt wurde.

Diese Methode basiert auf intermittierendem Fasten, bei dem Sie an bestimmten Tagen im Monat 18 bis 36 Stunden lang fasten und an anderen Tagen die Kalorienzufuhr einschränken.

Diese begrenzte Kalorienaufnahme umfasst
Lebensmittel, die reich an Nährstoffen
sind, insbesondere pflanzliche Proteine, Obst
und Gemüse sowie gesunde Fette.

Dr. Longo empfiehlt, diese Methode mindestens
fünf Tage pro Monat zu praktizieren, um
gesundheitliche Vorteile zu erzielen, darunter ein
geringeres Risiko für chronische
Krankheiten, verbesserte kognitive Funktionen
und unterstützte Gewichtsabnahme.

Es ist wichtig zu beachten, dass das Heilfasten nach
Dr. Valter Longo eine ärztlich betreute Methode ist
und wer es ausprobieren möchte, sollte vorher einen
Arzt konsultieren.

Darüber hinaus ist darauf zu achten,
genügend Nährstoffe zu sich zu nehmen, um eine
ausreichende Versorgung mit Vitaminen,
Mineralstoffen und anderen Nährstoffen zu
gewährleisten.

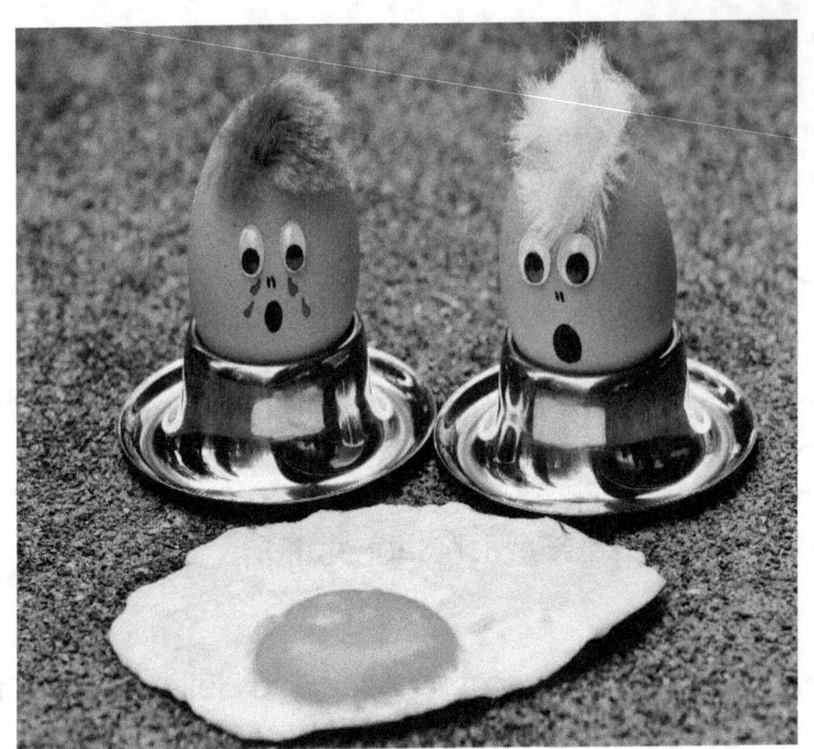

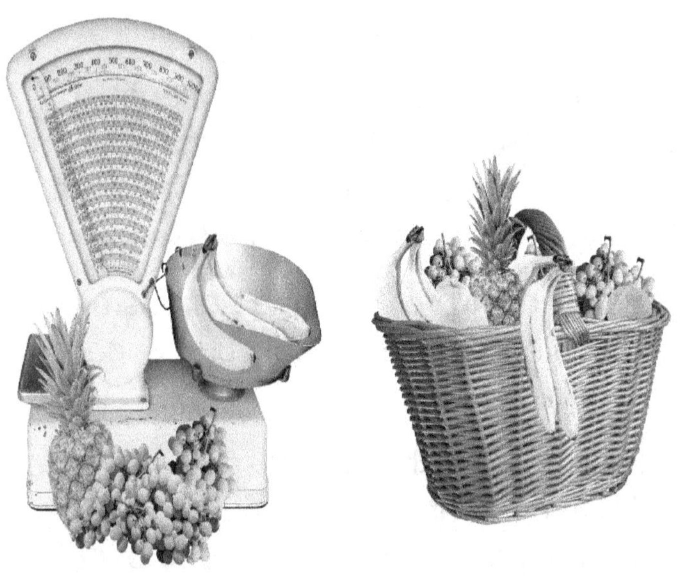

Kapitel 6: Was ist eine gesunde Ernährung

Zu einer gesunden Ernährung gehört eine ausgewogene und abwechslungsreiche Ernährung, die alle notwendigen Nährstoffe, Vitamine und Mineralien liefert.

Auf frische, unverarbeitete Lebensmittel ist zu achten wie:

Gemüse und Obst: Reich an Vitaminen, Mineralien und Ballaststoffen.

Vollkorn: Enthält wichtige Ballaststoffe und ist eine gute Kohlenhydratquelle.

Proteinquellen: Dazu gehören Fleisch, Fisch, Eier, Hülsenfrüchte und Nüsse. Protein ist wichtig für den Muskelaufbau und die Körperfunktion.

Gesunde Fette: Diese sind in Pflanzenölen, Avocados, Nüssen und Samen enthalten und helfen, den Cholesterinspiegel im Blut zu regulieren und Entzündungen im Körper zu reduzieren

Es ist auch wichtig, verarbeitete Lebensmittel zu vermeiden, die viel Zucker, Salz und ungesunde Fette enthalten.

Konzentrieren Sie sich stattdessen auf frische, unverarbeitete Lebensmittel, um Ihren Körper mit allen Nährstoffen zu versorgen, die er benötigt.

Zusammenfassung Es ist dann wichtig, sich abwechslungsreich zu ernähren von frischen, unverarbeiteten Lebensmitteln, um Ihren Körper mit allen Nährstoffen zu versorgen, die er benötigt, und eine optimale Gesundheit zu erreichen.

Gewichtsabnahme und gesunde Ernährung bedeutet, dass Sie Ihre Kalorienaufnahme reduzieren und gleichzeitig sicherstellen, dass Sie ausgewogene, nahrhafte Lebensmittel zu sich nehmen.

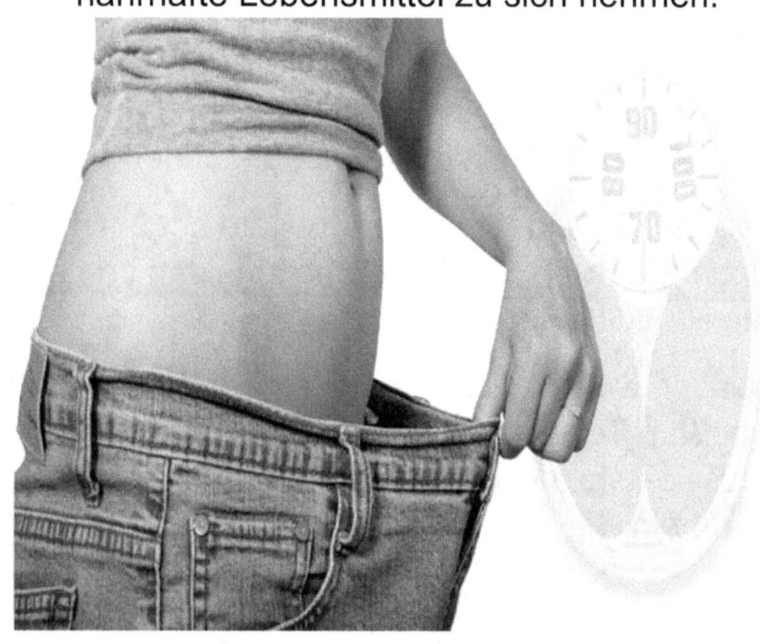

Hier geht es nicht nur ums Abnehmen, sondern auch darum, dem Körper alle Nährstoffe zuzuführen, die er braucht.

Um Gewicht zu verlieren, ist es wichtig, kalorienreiche Lebensmittel wie Fast Food, Süßigkeiten und fettreiche Lebensmittel zu vermeiden und proteinreichen Lebensmitteln, Gemüse und Obst den Vorrang zu geben und die Menge an Lebensmitteln zu reduzieren, die Sie essen, um Kalorien zu reduzieren Einnahme. ist.

Zu einer gesunden Ernährung gehört auch eine ausgewogene Ernährung mit ausreichend Vitaminen, Mineralstoffen, Ballaststoffen und gesunden Fetten.

Hier sollten Sie industriell verarbeitete Lebensmittel mit hohem Zucker- und Salzgehalt meiden und auf frische Produkte setzen.

Es ist auch wichtig, viel Flüssigkeit wie Wasser und ungesüßten Tee zu sich zu nehmen, um den Körper mit Flüssigkeit zu versorgen und den Stoffwechsel anzukurbeln.

Zusammenfassend ist gesundes Abnehmen eine Lebensstiländerung, die auf eine ausgewogene, kalorienarme Ernährung achtet, um das Wunschgewicht zu erreichen und alle Nährstoffe zu liefern, die Ihr Körper benötigt.

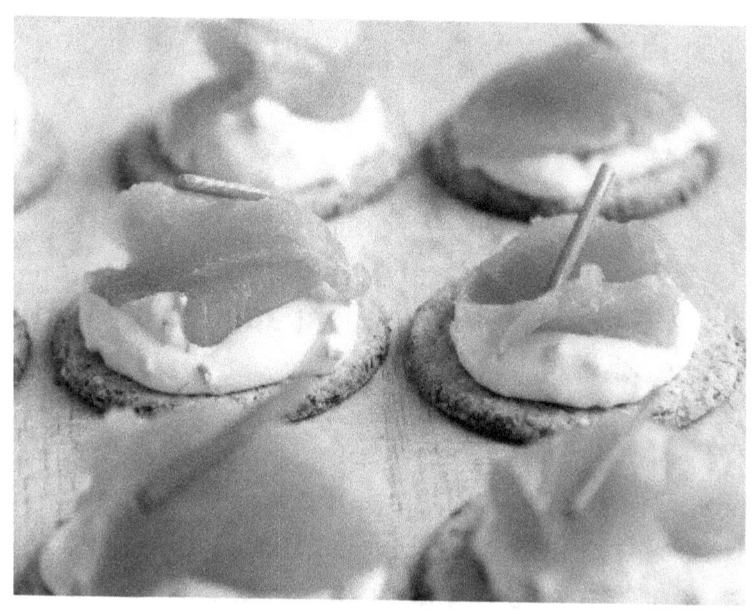

Kapitel 7:   Wie oft sollte man seinen Körper pro Jahr entgiften?

Es gibt keine festgelegte Häufigkeit für das Entgiften des Körpers, da es von verschiedenen Faktoren wie Alter, Geschlecht, Ernährung und Lebensstil abhängt.

Einige Experten empfehlen jedoch, einmal im Jahr eine Entgiftungskur durchzuführen, um den Körper von Schadstoffen zu befreien und die Gesundheit zu verbessern.

Andere empfehlen eine regelmäßige, leichtere Entgiftung, wie z.B. durch den Verzehr von mehr Obst und Gemüse, den Verzicht auf Alkohol und eine ausreichende Hydratation (3).

Es ist wichtig, dass jeder seinen eigenen Gesundheitszustand und Bedürfnisse berücksichtigt und einen Arzt oder Gesundheitsexperten konsultiert, bevor er eine Entgiftungskur durchführt.

Es ist empfehlenswert, mit einem Zeitraum von 1-3 Tagen zu beginnen, wenn man das Fasten zur Reinigung des Körpers ausprobiert.

Man kann dann den Zeitraum erhöhen, wenn man sich wohler fühlt.

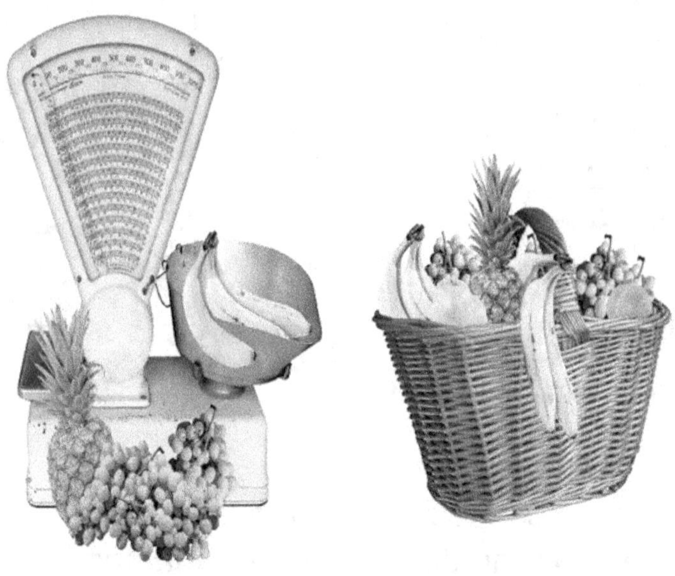

Während des Fastens sollte man viel Wasser trinken, um den Körper zu hydrieren und die Reinigung zu unterstützen.

Es ist auch empfehlenswert, Kräutertees oder Gemüsebrühen zu trinken, um den Körper

mit Nährstoffen zu versorgen.

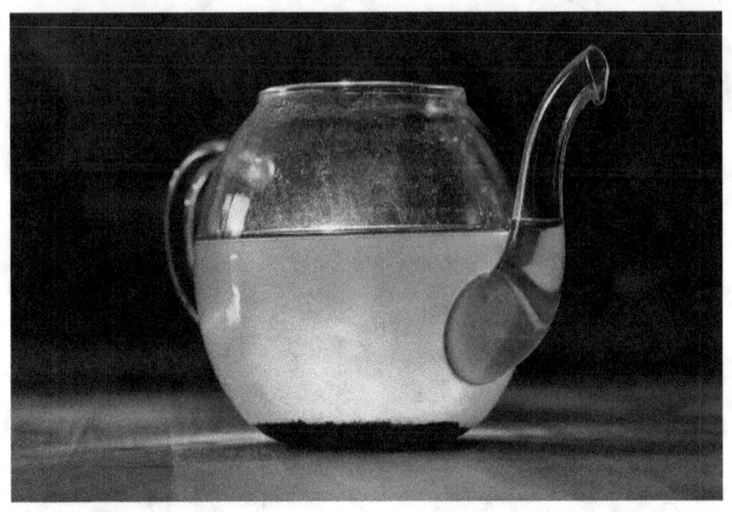

Wichtig ist auch, das Fasten langsam zu beenden, um den Körper an die Nahrungsaufnahme wieder zu gewöhnen.

Man sollte mit leichten Lebensmitteln wie Gemüse- oder Fruchtsäften beginnen und dann allmählich zu festerem Essen übergehen.

Während des Fastens sollte man auch körperliche Aktivitäten wie Yoga oder Spazierengehen unternehmen, um den Körper zu unterstützen und Stress abzubauen.

Eine Reinigungskur für den Körper kann unterschiedlich aussehen, aber hier ist eine grundlegende Anleitung:

Veränderung der Ernährung: Um den Körper zu reinigen, sollte man sich auf eine gesunde und ausgewogene Ernährung mit viel frischem Obst und Gemüse konzentrieren und auf Alkohol, Koffein, raffinierten Zucker und Fleisch verzichten.

Man muss es immer wieder sagen, Trinken Sie viel Wasser:

Trinken Sie mindestens 8 Gläser Wasser pro Tag, um den Körper zu hydrieren und Giftstoffe auszuspülen.

Entspannung und Bewegung: Regelmäßige Entspannungsübungen wie Yoga oder Meditation sowie regelmäßige Bewegung wie Joggen, Schwimmen oder Tanzen unterstützen den Körper bei der Entgiftung.

Fasten: Fasten für einen oder mehrere Tage kann wirklich helfen, den Körper zu reinigen, da er sich auf die Entgiftung konzentrieren kann, anstatt Energie auf den Verdauungsprozess zu verschwenden.

Suppenkur:

Eine Suppenkur beinhaltet, dass man sich einige Tage lang ausschließlich von Gemüsesuppe ernährt, um den Körper zu entgiften und seine Funktionen zu unterstützen.

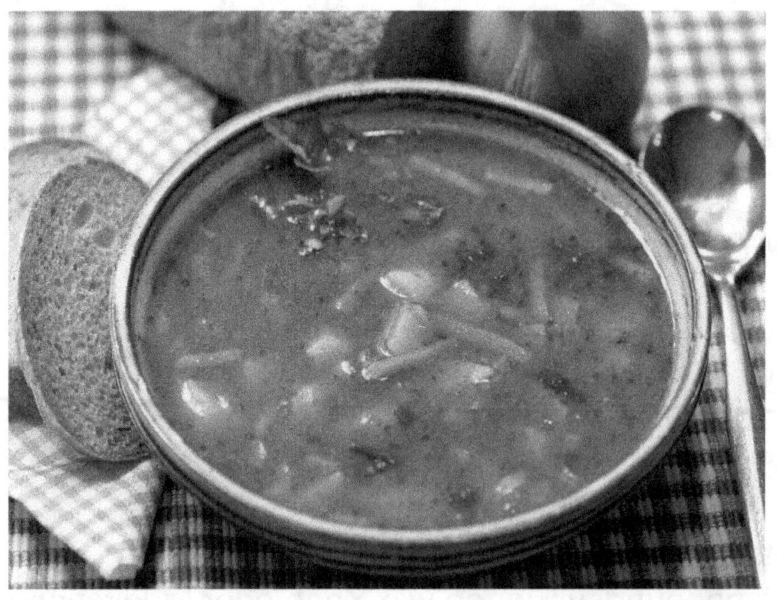

Kräuter- und Supplemente: Kräuter wie grüner Tee, Ingwer und Zitrone sowie Supplemente wie Chlorella oder Bentonit Ton können helfen, den Körper zu reinigen und Giftstoffe auszuscheiden.

Es ist wichtig, dass man sich vor Beginn einer Reinigungskur mit einem Arzt berät, um mögliche gesundheitliche Probleme zu vermeiden.

Gibt es Unterschiede zwischen Frauen und Männern beim Fasten

Aus biologischen und hormonellen Gründen gibt es einige Unterschiede beim Fasten zwischen Männern und Frauen.

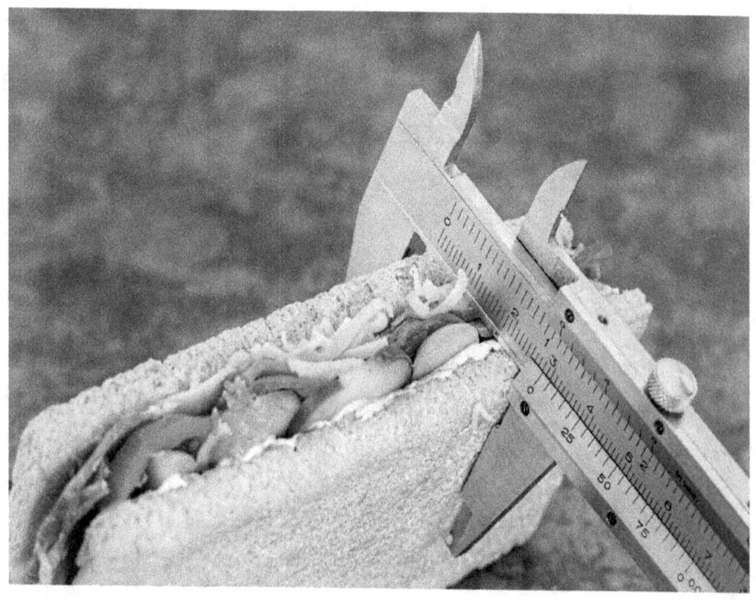

Hormone:

Viele hormonelle Veränderungen treten während des Fastens im Körper auf, einschließlich erhöhtem Testosteron bei Männern und verringertem Östrogen bei Frauen.

Diese Veränderungen können sich darauf auswirken, wie der Körper auf das Fasten reagiert.

Körperzusammensetzung: Frauen haben im Durchschnitt einen höheren Körperfettanteil als Männer.

Infolgedessen kann es für Frauen schwieriger sein, während des Fastens abzunehmen, da der Körper Körperfett zur Energiegewinnung verwenden kann.

Muskelmasse: Männer haben im Durchschnitt mehr Muskeln als Frauen. Aufgrund der großen Menge können Sie mehr Gewicht verlieren leicht während des Fastens.

Körpergröße: Auch die Körpergröße kann die nüchternen Ergebnisse beeinflussen.

Größere Menschen haben typischerweise einen höheren Energiebedarf, was das Abnehmen beim Fasten erschweren kann.

Zusammenfassend lässt sich sagen, dass es beim Fasten Unterschiede zwischen Männern und Frauen gibt, aber nicht bei allen.

Jeder Körper ist einzigartig und reagiert auf seine eigene Weise auf das Fasten.

Es ist wichtig, sich beim Fasten von einem Arzt oder Ernährungsberater beraten zu lassen, um sicherzustellen, dass es für Ihre individuellen Bedürfnisse und Ziele sicher und gesund ist.

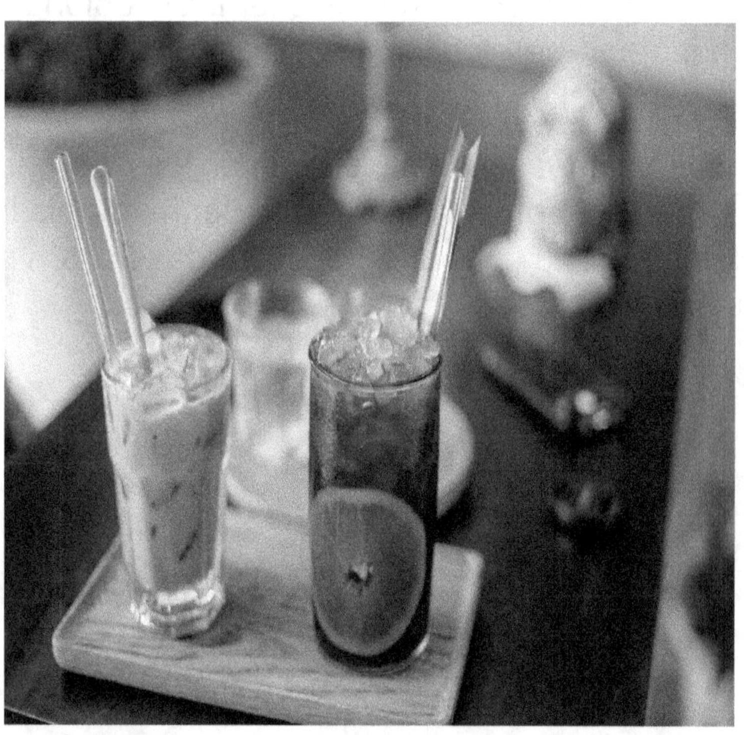

Kapitel 8: Sind Sex und Fasten vereinbar?

Es gibt keine direkten Einschränkungen der sexuellen Aktivität während des Fastens.

Fasten kann jedoch zu körperlicher Erschöpfung und verringertem Energieniveau führen, was die sexuelle Leistungsfähigkeit beeinträchtigen kann.

Um eine gute Gesundheit zu erhalten, wird außerdem empfohlen, einen Arzt oder medizinisches Fachpersonal zu konsultieren, bevor das Fasten mit sexueller Aktivität kombiniert wird.

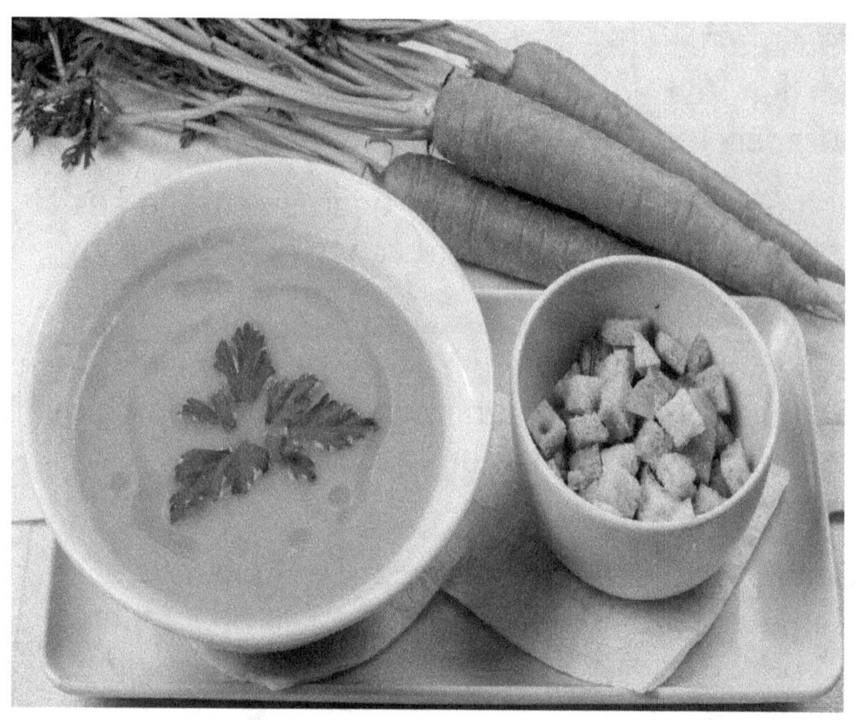

Glaubersalz oder Fastenersatz

Glaubersalz, auch als Natriumsulfat bekannt, ist ein Abführmittel, das häufig auf nüchternen Magen verwendet wird.

Entfernt Giftstoffe aus dem Körper, indem es den Darminhalt auflöst und die Darmtätigkeit anregt.

Glaubersalzersatz beim Fasten:

Trinken Fasten: Hier trinkt man nur Wasser oder Tee, um den Körper zu reinigen und Giftstoffe auszuscheiden.

Saft Fast: Hier werden frisch gepresste Säfte aus Obst und Gemüse konsumiert, um den Körper zu reinigen.

Basenfasten: Hier werden basische Lebensmittel wie Gemüse, Nüsse, Samen und Kräuter verzehrt, um den Körper zu alkalisieren und Giftstoffe auszuscheiden.

Saft Fast: Essen Sie hier spezielle Suppen aus Gemüse, Hülsenfrüchten und Gewürzen, um Ihren Körper zu reinigen und Giftstoffe auszuscheiden.

Auch hier ist es wichtig zu beachten, dass die Fastentherapie unter ärztlicher Aufsicht durchgeführt werden sollte, insbesondere wenn Sie gesundheitliche Probleme oder Vorerkrankungen haben.

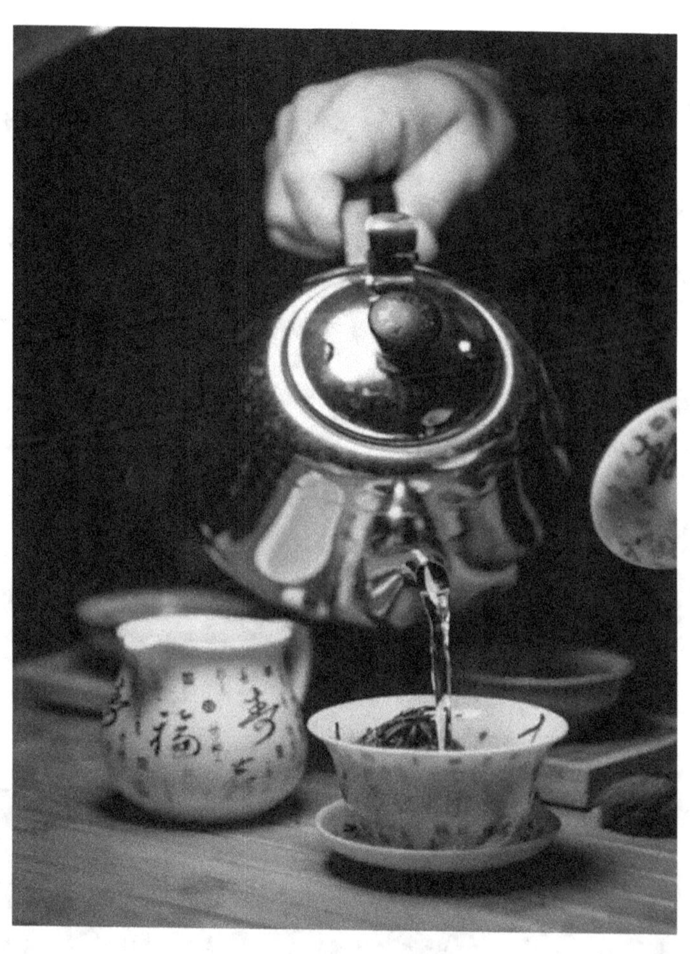

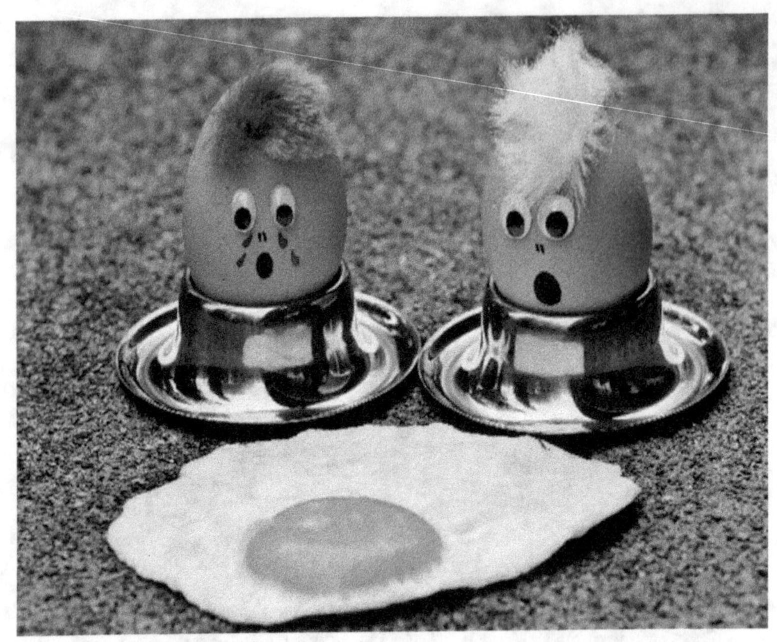

Wie schon wieder Ei,Ei,Ei…

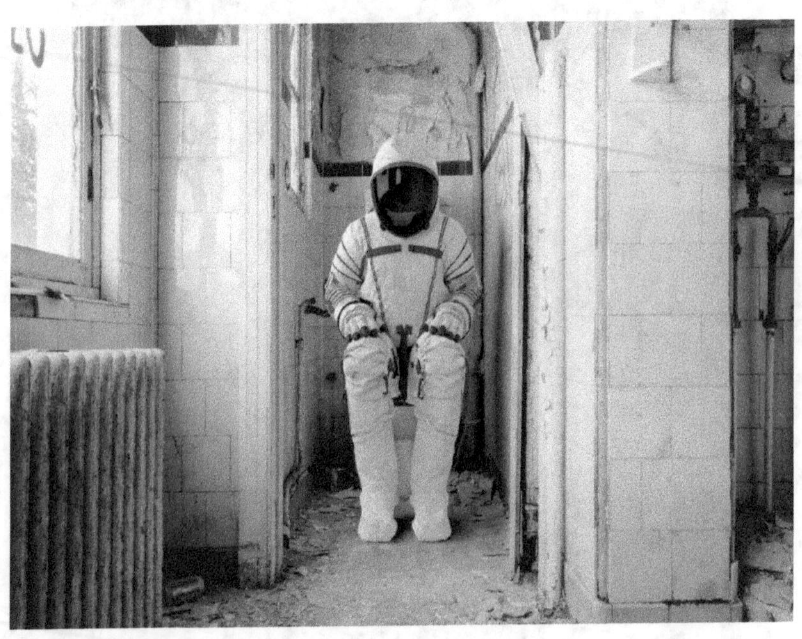

Wie geht's nen Astronaut, wenn er Durchfall hat?

Kapitel 9: Die Kur kann beginnen:

Der erste Tag, Samstag des Heilungsprozesses beginnt jetzt.

Der Darm muss leer sein, also wie geht das!?

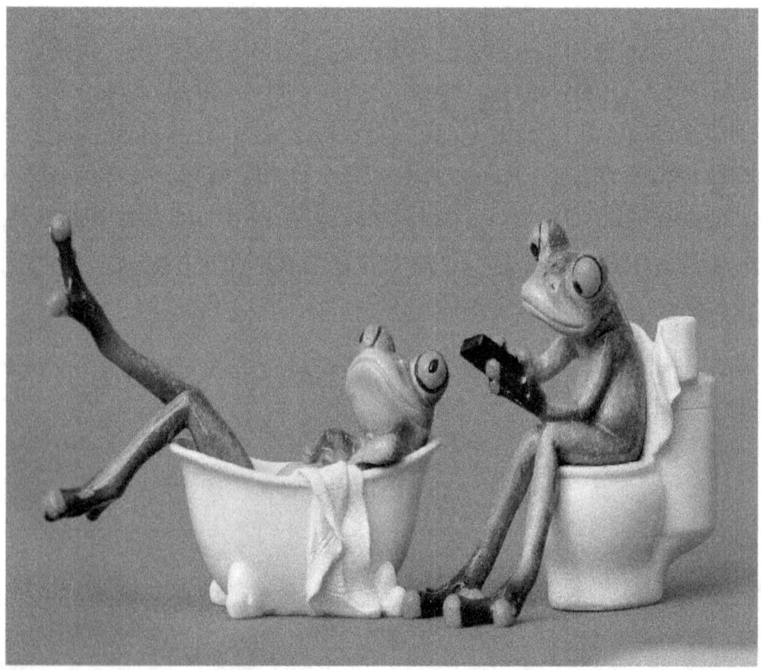

Alles wird morgens auf nüchternen Magen erledigt!!

Es gibt viele Möglichkeiten für den Stuhlgang, wie zum Beispiel:

Pflaumensaft

Morgens auf nüchternen Magen 3 -5 Gläser Pflaumensaft trinken, so lecker ist er.

Es gibt Sauerkrautsaft

Sauerkraut ist reich an Vitamin C und Milchsäure. Lebende und aktive Milchsäurebakterien im Sauerkrautsaft, die auch in einem gesunden Darm vorkommen, entgiften und entschlacken nach und nach den gesamten Körper.

Sauerkrautsaft ist kalorienarm, ballaststoffreich und verdauungsfördernd. Trinken Sie unmittelbar nach dem Aufwachen 1-3 Tassen Sauerkrautsaft, je nach Geschmack verdünnt.

Bleiben Sie in der Nähe der Toilette!!

Glaubersalz

1 Tasse warmes Wasser und 30-40g oder 2 volle Löffel Glaubersalz, das ist etwa eine Tasse. Trinken Sie es für 15-25 Minuten.

Anschließend einen Liter Tee oder heißes Wasser trinken. Die Darmentleerung beginnt nun innerhalb der nächsten Minuten, was bis zu 3-4 Stunden dauern kann.

Bleiben Sie also hier in der Nähe der Toilette des Badezimmers.

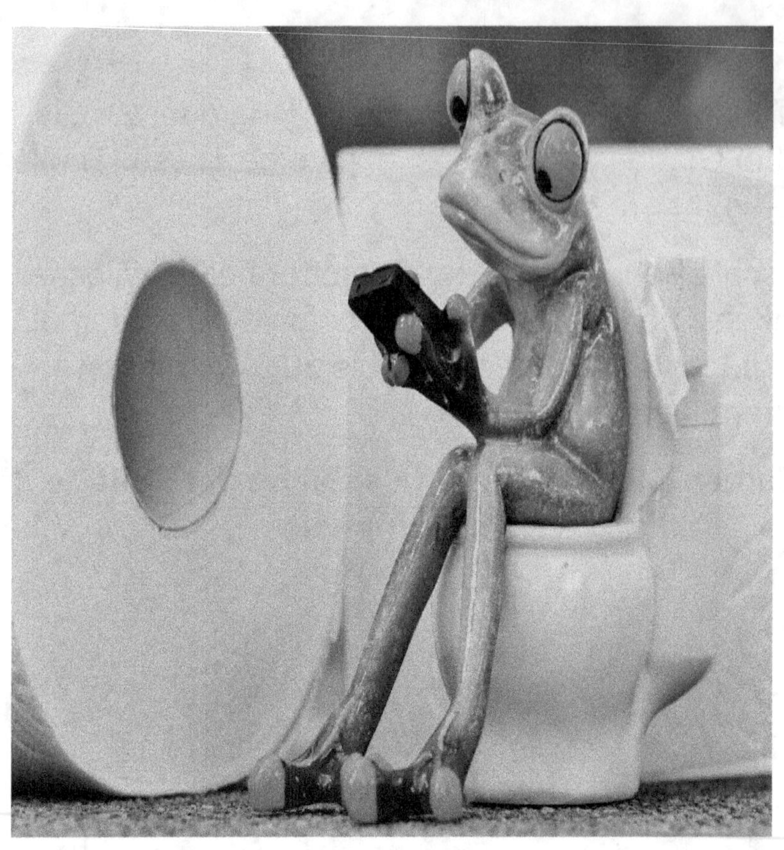

Montag - Samstag

Jeden Morgen Trinken Sie nach dem Aufwachen zwei Tassen Tee

Eine Tasse warmes Wasser mit Fruchtessig

1 Teelöffel Honig

Zwischendurch sind Wasser und Tee immer wichtig.

Mittags:

4 Tassen Tee

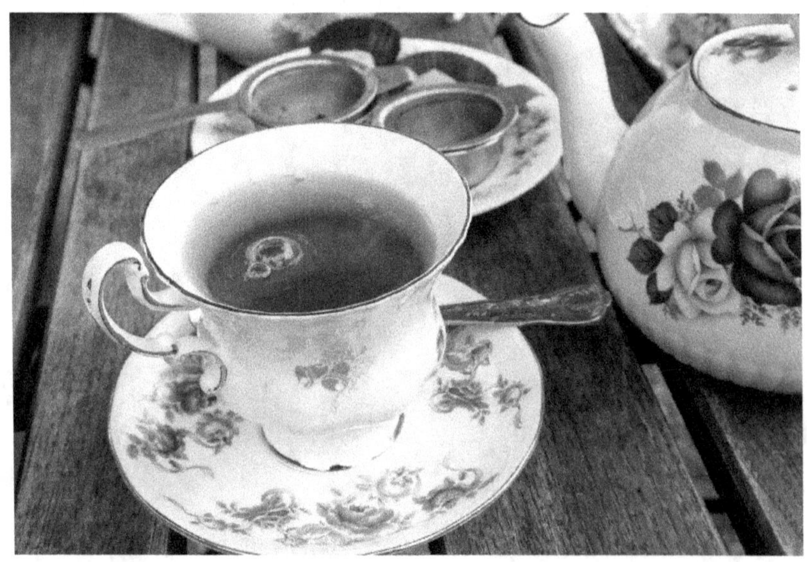

Nehmen Sie ein Scheibe Zitrone, um es aufzusaugen

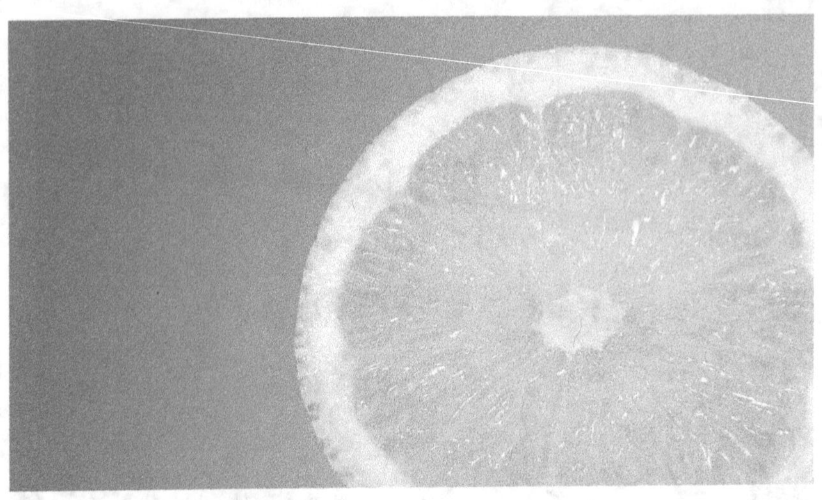

Und ein schönes Glas Flohsamen

Trinken Sie am Ende des Tages ein Glas (1 Esslöffel
Flohsamen ins Glas) mit Wasser und verdünnten
Saft je nach Geschmack.

Und schnell trinken damit der Flohsamen sich im
Bach entfalten kann.

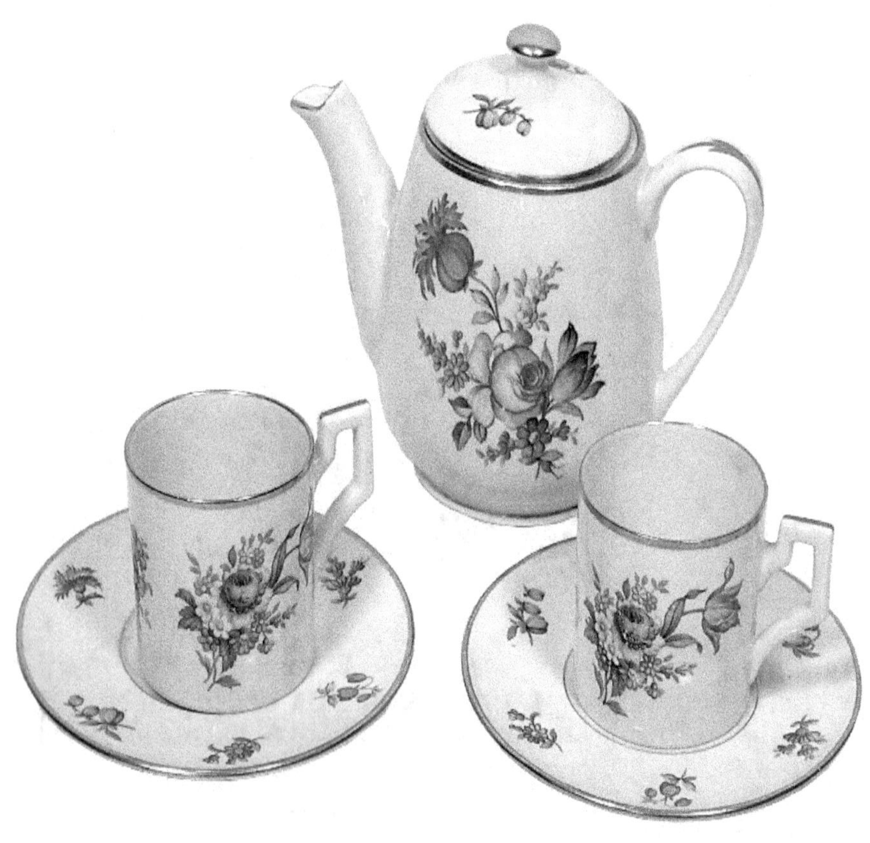

Nachmittags gibt es 3-4 Tassen Tee

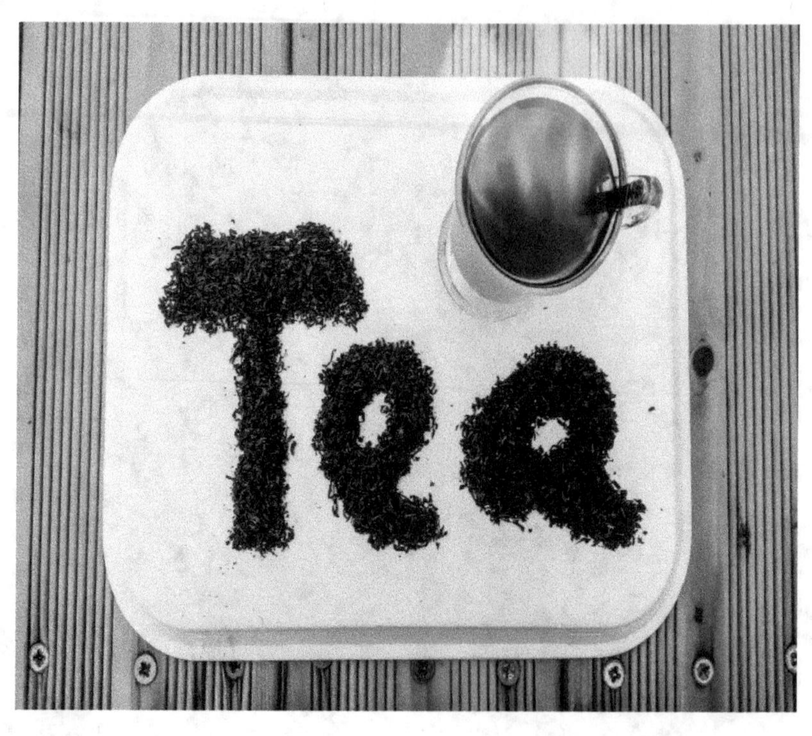

Am Abend:

2-4 Tassen Gemüsebrühe, möglichst selbst zubereiten

Wiederholen Sie dies jeden Tag der Woche, seien Sie stark und hartnäckig

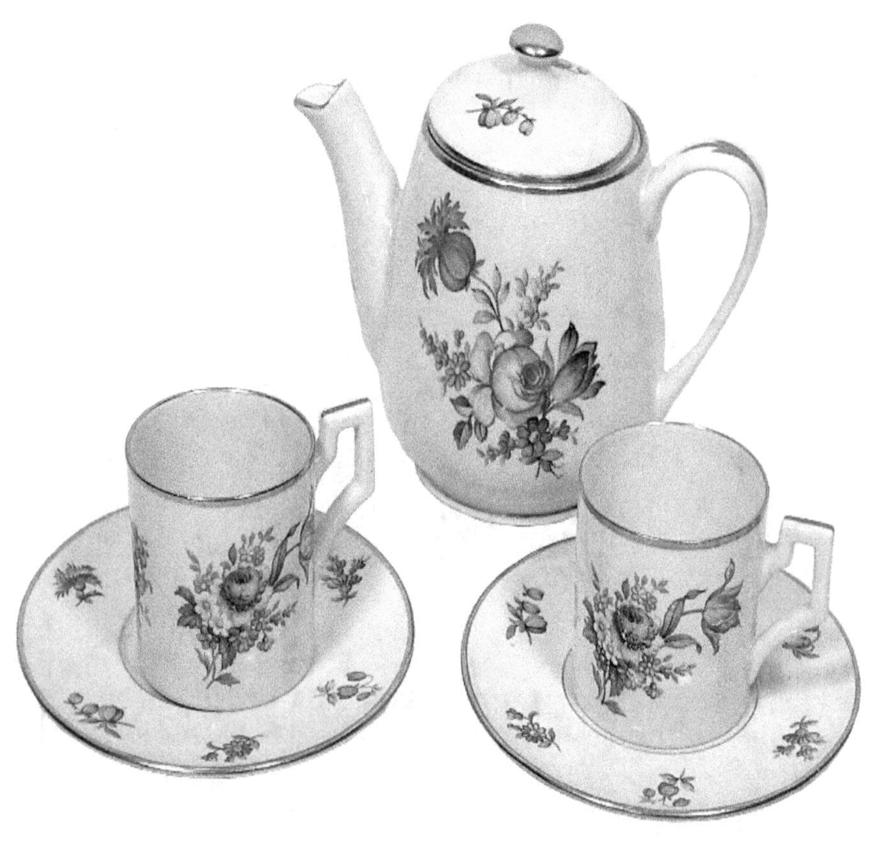

Nachmittags gibt es 3-4 Tassen Tee

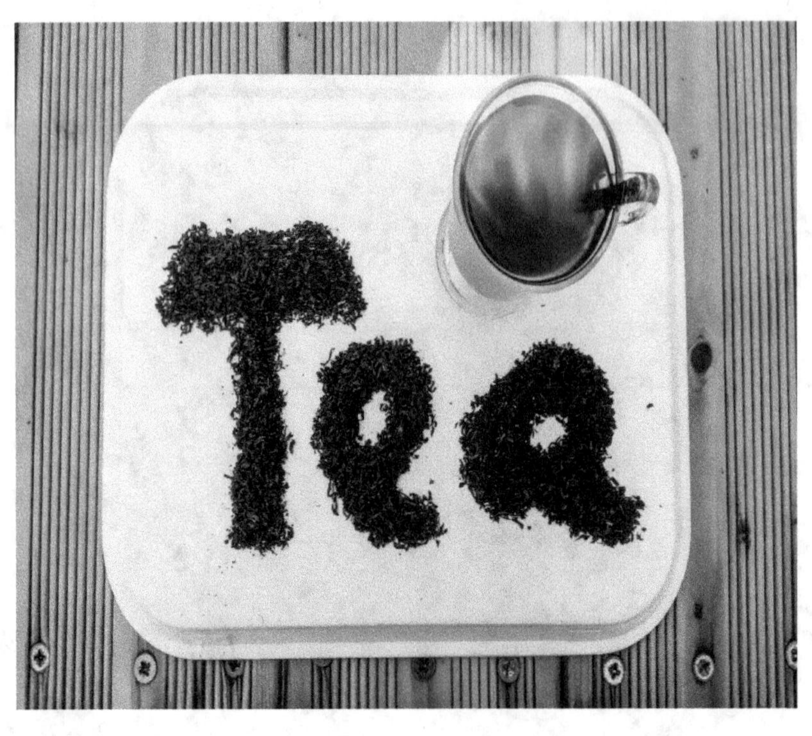

Am Abend:

2-4 Tassen Gemüsebrühe, möglichst selbst zubereiten

<u>Wiederholen Sie dies jeden Tag der Woche, seien Sie stark und hartnäckig</u>

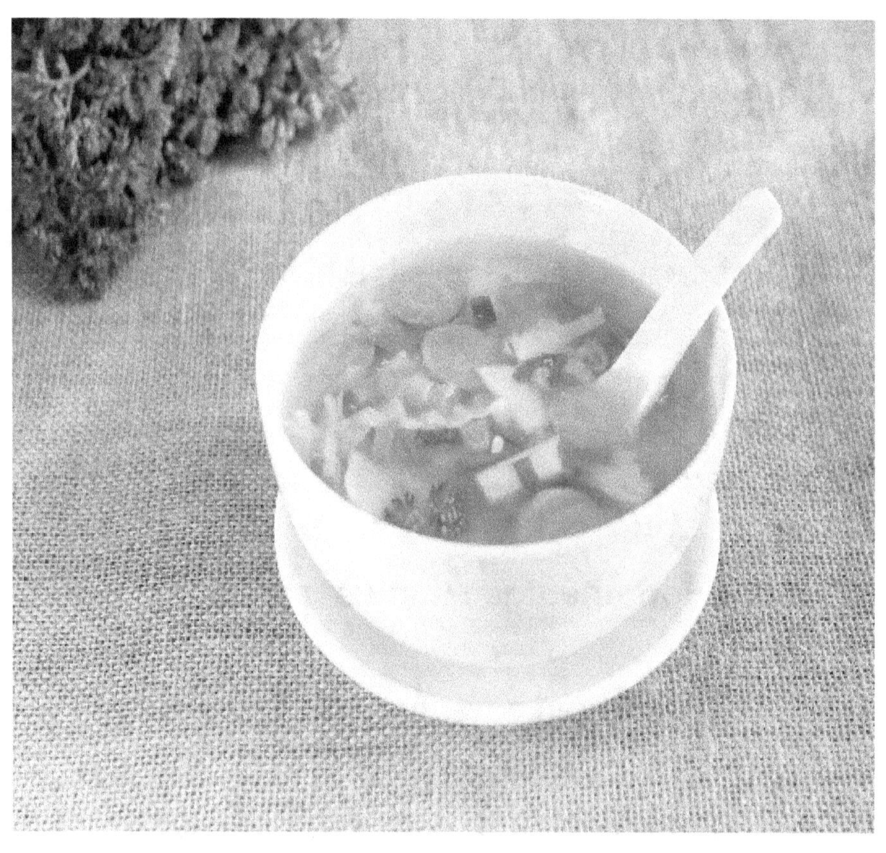

Aber Hämodynamische Überwachung bedeutet,

Ihren Blutdruck regelmäßig zu messen.

Sie können jetzt auch mehr Wasser verlieren.
Wärmen Sie auch diese Woche Ihre Leber (4) mit
einer Wärmflasche/einem Kissen mit Kirscheis auf.

Die Leber hat diese Woche mehr zu tun als sonst, sie entgiftet den Körper und sie muss etwas mehr arbeiten als sonst.

Am Mittwoch empfiehlt sich ein Einlauf mit warmem Wasser, dessen Zutaten in Apotheken erhältlich sind. Samstag:

Und heute hören wir in der Regel auf und haben Fastenbrechen, es gibt aber Menschen, die halten das auch zwei Wochen durch.

Wenn Sie vorher aufgeben mussten, ist es nicht so schlimm,

Sie können es erneut versuchen.

Wir beginnen heute Morgen mit einem frischen Apfel und genießen ihn. Aber nur in kleinen Scheiben und Bissen ist es ein Genuss.

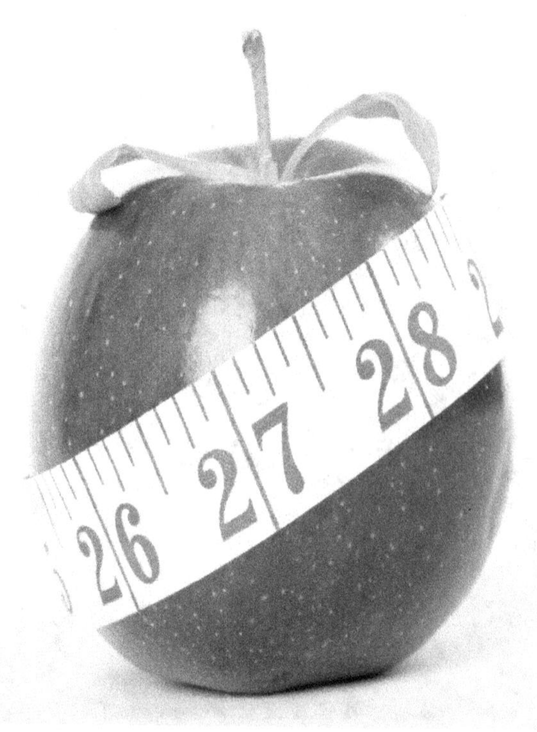

Wir trinken 2-4 Tassen heißen Tee.

Der Samstagmittag beginnt mit einer schönen Nudelsuppe und einer Scheibe Trocken Brot.

Zum Abendbrot werden wir etwas mutiger und Essen fast normal nur bitte etwas weniger als sonst.

Wir lassen auch den Alkohol ab jetzt möglichst weg.

Es geht uns sehr gut.

Wir haben es geschafft!

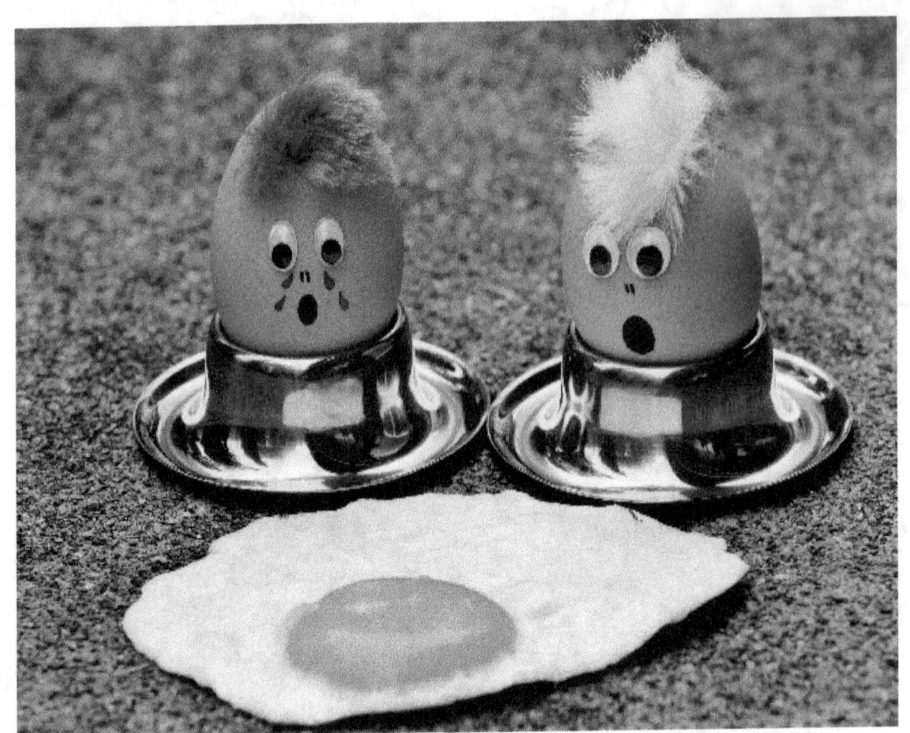

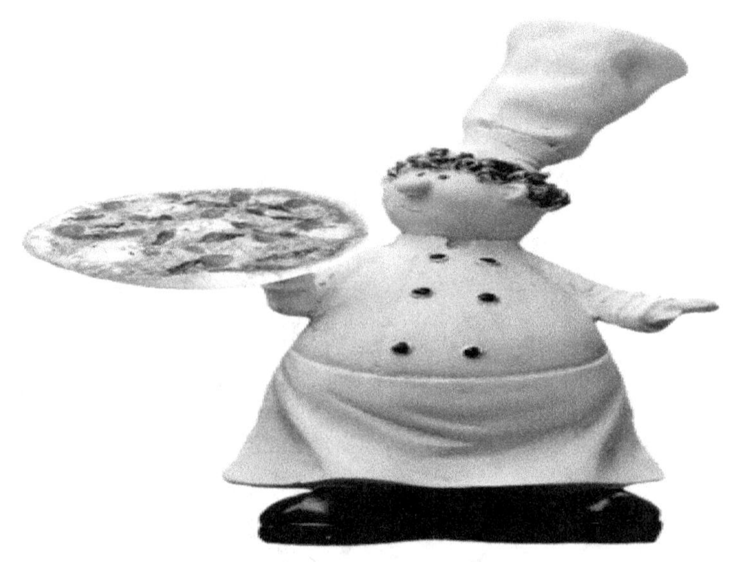

Kapitel 10: Rezepte für eine Entgiftungskur des Körpers!

Der Morgen beginnen wir mit dem Frühstück:

Eine gute Möglichkeit für ein Frühstück zur Entgiftung ist:

Grüner Smoothie

Zutaten:

1 grüne Paprika

1 Handvoll Spinat

1 Handvoll Grünkohl

1 Apfel

1 Banane

1 Zucchini

1 Stück Ingwer

Wasser oder Pflanzenmilch

Zubereitung:

Alle Zutaten waschen und in Stücke schneiden.

Alle Zutaten in einen Mixer geben und mit Wasser oder Pflanzenmilch aufgießen.

Alles gut mixen, bis ein glatter Smoothie entsteht.

Nach Belieben süßen und mit Eiswürfeln servieren.

Dieser grüne Smoothie enthält viele Nährstoffe und Antioxidantien, die den Körper entgiften und stärken. Außerdem hilft er bei der Regeneration der Zellen und fördert das Wohlbefinden.

Avocado-Tomaten-Salat

Zutaten:

2 reife Avocados

2 Tomaten

1 kleine rote Zwiebel

½ Limette

2 EL Olivenöl

Salz und Pfeffer nach Geschmack

Zubereitung:

Avocados schälen und in kleine Würfel schneiden.

Tomaten waschen und ebenfalls in kleine Würfel
schneiden.

Zwiebel schälen und in feine Ringe schneiden.

In einer Schüssel Avocado, Tomaten und Zwiebeln
vermengen.

Limettensaft über den Salat geben und Olivenöl darüber träufeln.

Mit Salz und Pfeffer abschmecken und gut vermengen.

Salat mindestens 30 Minuten ziehen lassen, damit sich die Aromen gut miteinander verbinden können.

Vor dem Servieren noch einmal abschmecken und eventuell nach Bedarf nachwürzen.

Dieser Avocado-Tomaten-Salat ist nicht nur lecker, sondern auch sehr nährstoffreich und hilft bei der Entgiftung des Körpers. Avocados sind reich an gesunden Fettsäuren, Vitaminen und Mineralien und tragen so zu einer gesunden Ernährung bei.

Tomaten enthalten Antioxidantien und helfen bei der Entgiftung. Durch das Hinzufügen von Olivenöl und Limettensaft wird die Entgiftung unterstützt und der Salat bekommt einen frischen Geschmack.

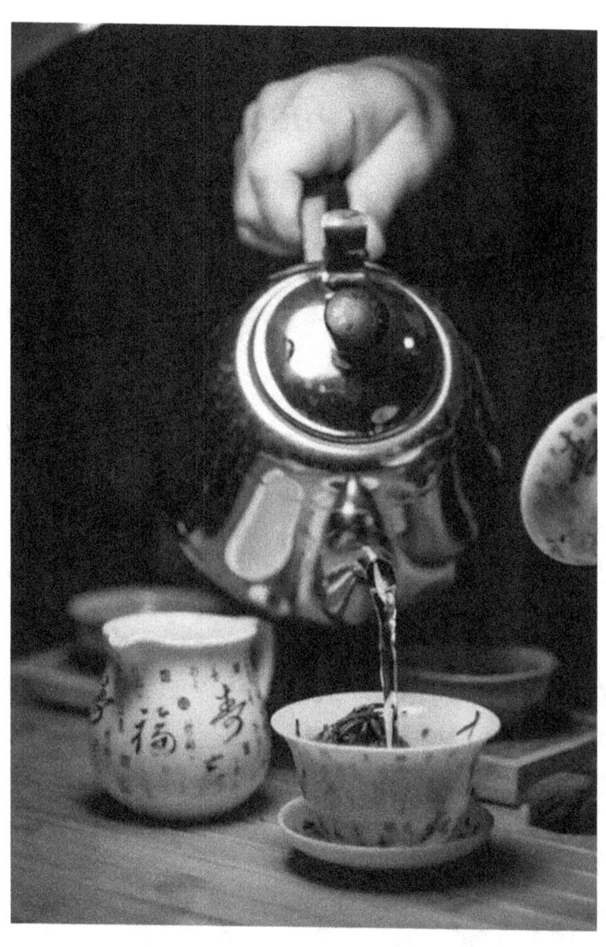

Quinoa Porridge:

Kochen Sie Quinoa mit Milch und Wasser und fügen Sie einige Beeren und Nüsse hinzu.

Chia Pudding:

Vermischen Sie Chia-Samen mit Mandelmilch, Ahornsirup und Zimt. Lassen Sie es über Nacht im Kühlschrank quellen und servieren Sie es am nächsten Morgen mit frischen Früchten und Nüssen.

Gemüse-Omelett:

Mischen Sie gekochte Gemüse wie Zucchini, Paprika und Champignons mit Eiern und kochen Sie es in einer Pfanne.

Denken Sie daran, dass eine ausgewogene Ernährung mit viel Gemüse und Früchten, wenig raffinierten Kohlenhydraten und gesunden Fetten am besten für eine Entgiftung geeignet ist.

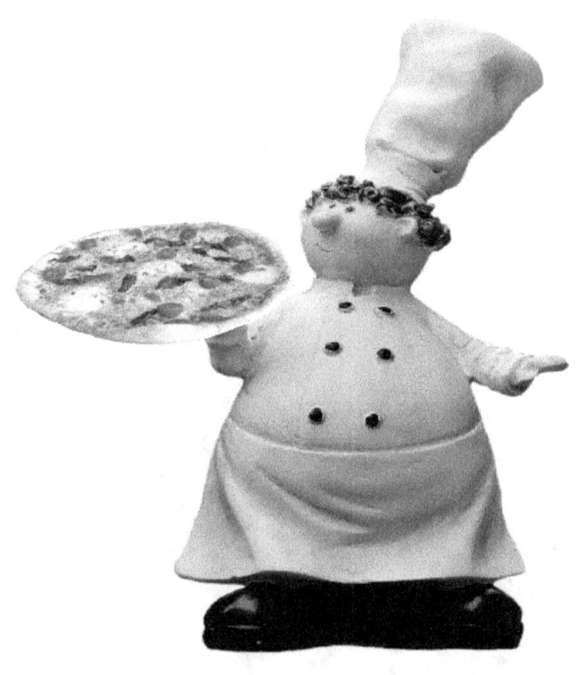

Und für den Mittag da gibt es….

Rezepte die dem Körper zum Entgiftung dienen:

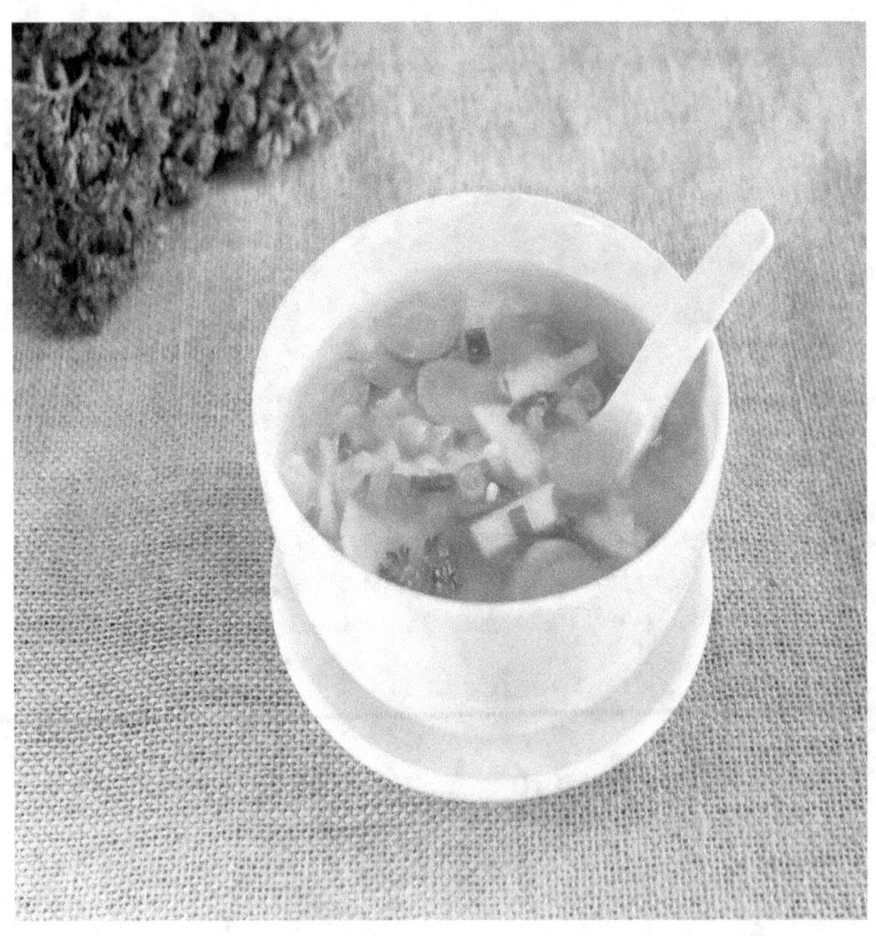

Die Gemüsesuppe

Eine Gemüsesuppe kann eine großartige Möglichkeit sein, um den Körper zu entgiften und Nährstoffe zu tanken. Hier ist ein einfaches Rezept, das Sie ausprobieren können:

Zutaten:

1 Zwiebel, gewürfelt

2 Karotten, geschält und gewürfelt

2 Selleriestangen, gewürfelt

1 Zucchini, gewürfelt

4 Knoblauchzehen, zerdrückt

1 Kartoffel, geschält und gewürfelt

4 Tassen Gemüsebrühe

1 Dose Tomaten (optional)

1 Teelöffel Thymian

1 Teelöffel Rosmarin

1 Teelöffel Oregano

Salz und Pfeffer nach Geschmack

Zubereitung:

Die Zwiebel, Karotten, Sellerie, Zucchini, Knoblauch und Kartoffel in einem großen Topf mit etwas Olivenöl anbraten, bis sie weich sind.

Die Gemüsebrühe, Tomaten (optional), Thymian, Rosmarin, Oregano, Salz und Pfeffer hinzufügen und alles zum Kochen bringen.

Die Hitze reduzieren und die Suppe etwa 20 Minuten köcheln lassen.

Mit einem Pürierstab oder einem Mixer fein pürieren.

Noch einmal abschmecken und gegebenenfalls nachwürzen.

Sie können auch andere Gemüsesorten wie Blumenkohl, Brokkoli oder Grünkohl hinzufügen, um die Suppe noch gesünder zu gestalten. Genießen Sie die Suppe heiß und erleben Sie ihre entgiftende Wirkung!

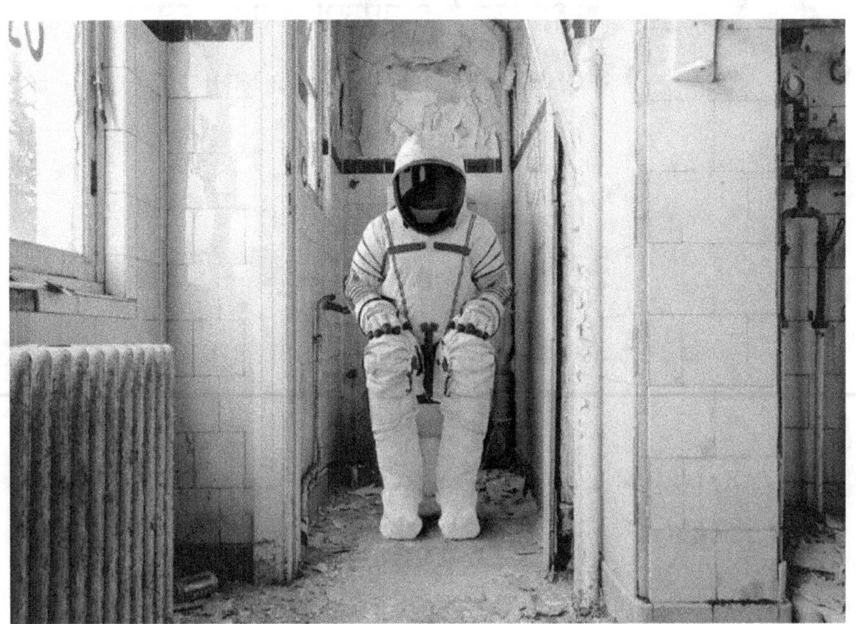

Rezept für die Rote Linsensuppe!

Zutaten:

1 Tasse Rote Linsen

1 Zwiebel, gewürfelt

3 Knoblauchzehen, gehackt

2 Karotten, gewürfelt

2 Selleriestangen, gewürfelt

4 Tassen Gemüsebrühe

1 Dose Tomaten (ca. 400 g)

1 Teelöffel Kreuzkümmel

1 Teelöffel Paprika

Salz und Pfeffer nach Geschmack

frischer Koriander zum Garnieren

Zubereitung:

In einem großen Topf die Zwiebeln, Knoblauch, Karotten und Selleriestangen bei mittlerer Hitze in Öl anbraten, bis sie weich sind.

Füge die Rote Linsen, Gemüsebrühe, Tomaten, Kreuzkümmel und Paprika hinzu und bringe alles zum Kochen.

Reduce die Hitze und lass die Suppe bei geringer Hitze für etwa 20-30 Minuten köcheln, bis die Linsen weich sind.

Mit einem Pürierstab oder einem Mixer die Suppe pürieren, bis sie glatt ist.

Mit Salz und Pfeffer abschmecken und mit frischem Koriander garnieren.

Diese Rote-Linsen-Suppe ist eine gesunde und nahrhafte Option, die einfach zuzubereiten ist. Du kannst sie mit frischem Brot oder naan

servieren oder sie als Basis für eine vollständigere Mahlzeit verwenden, indem du zum Beispiel Hähnchen oder Gemüse hinzufügst.

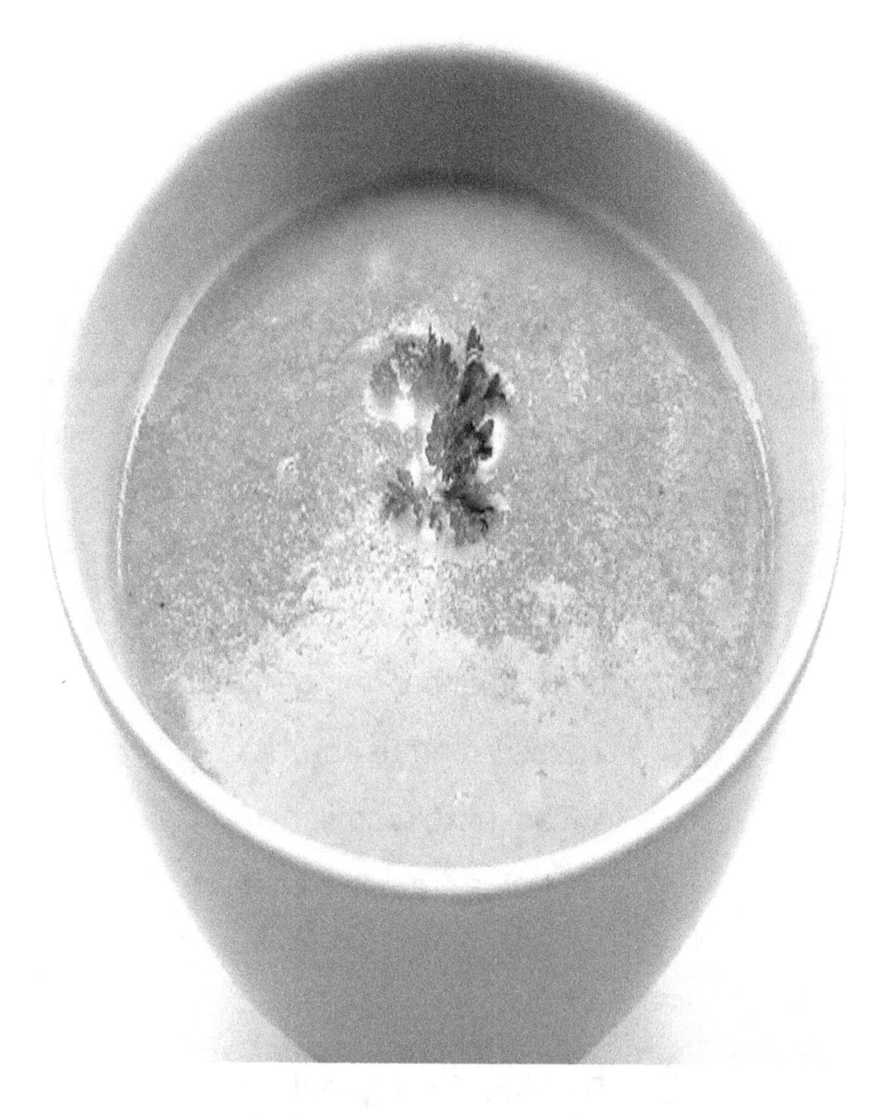

Rezept für die Zucchini-Kokossuppe

1 große Zucchini, geschält und in kleine Stücke geschnitten

1 große Kartoffel, geschält und in kleine Stücke geschnitten

1 mittelgroße Zwiebel, fein gehackt

2 Knoblauchzehen, fein gehackt

2 Tassen Gemüsebrühe

1 Tasse Kokosmilch

1 Teelöffel Kreuzkümmel

1 Teelöffel Paprikapulver

Salz und Pfeffer nach Geschmack

frische Korianderblätter zum Garnieren

Zubereitung:

In einem großen Topf die Zwiebel und den Knoblauch in Öl anbraten, bis sie weich sind.

Zucchini, Kartoffel, Kreuzkümmel und Paprikapulver hinzufügen und umrühren, bis alles gut miteinander vermischt ist.

Gemüsebrühe und Kokosmilch hinzufügen und die Suppe aufkochen lassen.

Die Hitze reduzieren und die Suppe etwa 15 Minuten köcheln lassen, bis die Zucchini und die Kartoffel weich sind.

Die Suppe pürieren, bis sie glatt ist. Mit Salz und Pfeffer abschmecken.

Die Suppe in Schüsseln servieren und mit frischen Korianderblättern garnieren.

Guten Appetit!

Diese Suppen enthalten gesunde Zutaten wie Gemüse, Linsen und Hülsenfrüchte, die reich an Nährstoffen sind und helfen, den Körper zu entgiften.

Sie sind auch leicht verdaulich und unterstützen den Körper bei der Reinigung. Außerdem kann man sie leicht zubereiten und sie bieten eine angenehme Abwechslung zu anderen Entgiftungsmethoden.

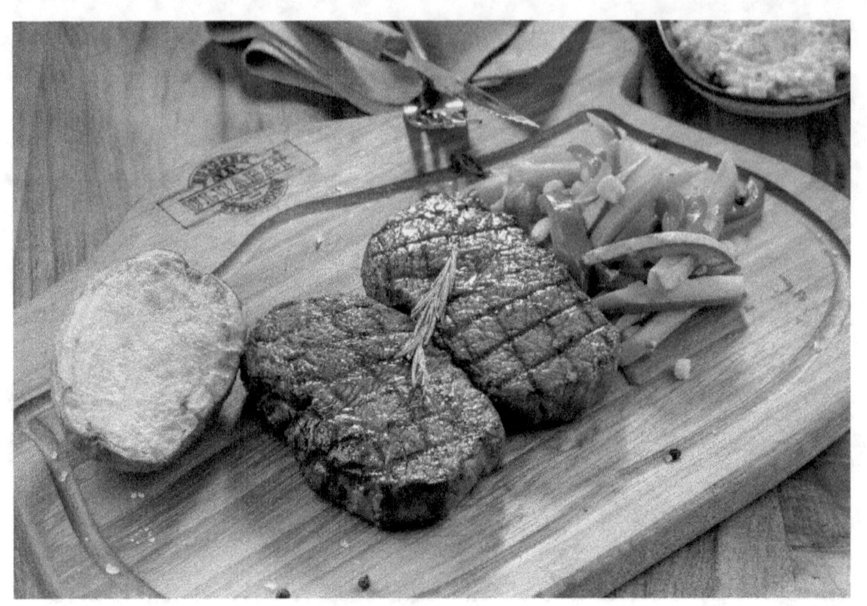

Quinoa-Salat mit Gemüse

Zutaten:

1 Tasse Quinoa

2 Tassen Wasser

1 Karotte, gerieben

1 rote Paprika, gewürfelt

1 gelbe Paprika, gewürfelt

1 grüne Paprika, gewürfelt

1 Zucchini, gewürfelt

1 grüne Zwiebel, gehackt

½ Tasse Koriander, gehackt

2 Esslöffel Zitronensaft

1 Esslöffel Olivenöl

Salz und Pfeffer nach Geschmack

Zubereitung:

Quinoa in einem Topf mit Wasser aufkochen und auf mittlerer Hitze 10-15 Minuten kochen, bis es weich ist. Abkühlen lassen.

Gemüse in eine große Schüssel geben und mit Quinoa vermengen.

Koriander, Zitronensaft, Olivenöl, Salz und Pfeffer hinzufügen und gut vermengen.

Kalt servieren und genießen!

Dieser Salat ist reich an Vitaminen, Mineralstoffen und Ballaststoffen und hilft bei der Entgiftung des Körpers. Außerdem ist er leicht und befriedigend und eignet sich perfekt als Mittagessen oder als Beilage zu einem größeren Abendessen.

Grünkohl-Bowl mit Avocado und Hähnchen

Zutaten:

1 Handvoll Grünkohl

1 Hähnchenbrust

1 Avocado

1 Zitrone

1 Esslöffel Olivenöl

Salz

Pfeffer

Zubereitung:

Grünkohl waschen und in kleine Stücke schneiden.

Hähnchenbrust waschen und in Würfel schneiden.

Avocado halbieren, den Kern entfernen und in Würfel schneiden.

In einer Pfanne Olivenöl erhitzen und das Hähnchenfleisch darin anbraten, bis es goldbraun ist.

Den Grünkohl zum Hähnchenfleisch geben und für 5-7 Minuten mitbraten, bis er weich ist.

Mit Salz und Pfeffer würzen.

Die Avocado stücke zum Grünkohl und Hähnchen geben und für weitere 2-3 Minuten mitbraten.

Die Zitrone auspressen und über die Grünkohl-Bowl geben.

Alles auf einen Teller geben und servieren.

Diese Grünkohl-Bowl eignet sich hervorragend zur Körperentgiftung, da Grünkohl reich an Nährstoffen ist und Avocado und Hähnchen ausreichend Eiweiß und gesunde Fette liefern. Die Zitrone rundet das Gericht ab und hilft bei der Entgiftung des Körpers.

Gemüse-Juice:

Gemüse-Juice kann eine großartige Möglichkeit sein, den Körper zu entgiften und Nährstoffe aufzunehmen. Hier ist ein einfaches Rezept für einen Gemüse-Juice zur Körper Entgiftung:

Zutaten:

2 Karotten

½ Rote Beete

2 Stangen Sellerie

1 Handvoll Spinat

½ Grüne Paprika

½ Zitrone

1 Zucchini

Etwas Ingwer (nach Belieben)

Zubereitung:

Alle Zutaten waschen und in Stücke schneiden.

Durch den Entsafter laufen lassen und den Saft sammeln.

Den Saft mit einer Prise Salz und Pfeffer würzen, wenn gewünscht.

Kalt servieren und genießen!

Dieser Gemüse-Juice ist voller Antioxidantien und Nährstoffe, die helfen können, den Körper von schädlichen Giftstoffen zu befreien und ihn zu stärken.

Quinoa-Salat

Zutaten:

1 Tasse Quinoa

2 Tassen Wasser

1 große rote Paprika, gewürfelt

1 grüne Paprika, gewürfelt

1 große Zucchini, gewürfelt

1 rote Zwiebel, gewürfelt

1 Avocado, gewürfelt

1 Handvoll frischer Koriander, gehackt

1 Handvoll frisches Basilikum, gehackt

1 Limette, ausgepresst

2 EL Olivenöl

Salz und Pfeffer nach Geschmack

Zubereitung:

Quinoa in einem Topf mit 2 Tassen Wasser zum Kochen bringen. Die Hitze reduzieren und zugedeckt weitere 15 Minuten köcheln lassen, bis das Wasser aufgesogen ist.

Quinoa auskühlen lassen und in eine große Schüssel geben.

Paprika, Zucchini, Zwiebel, Avocado, Koriander und Basilikum hinzufügen und alles gut vermengen.

Limettensaft, Olivenöl, Salz und Pfeffer hinzufügen und alles gut durchmischen.

Den Salat kaltstellen und vor dem Servieren noch einmal abschmecken.

Dieser Quinoa-Salat eignet sich perfekt für eine Körperentgiftung, da er voller Nährstoffe und Antioxidantien ist, die dabei helfen, Giftstoffe aus dem Körper zu entfernen.

Hühner- und Gemüse-Braten:

Zutaten:

4 Hähnchenbrustfilets

1 Zwiebel

2 Karotten

2 Stangen Sellerie

1 große grüne Paprika

2 Tomaten

4 Knoblauchzehen

1 EL Olivenöl

1 EL getrockneter Thymian

1 TL Paprikapulver

Salz und Pfeffer nach Geschmack

Zubereitung:

Ofen auf 200°C vorheizen.

Zwiebel, Karotten, Sellerie und Paprika in mundgerechte Stücke schneiden. Tomaten halbieren. Knoblauchzehen schälen und klein hacken.

Hähnchenbrustfilets mit Salz und Pfeffer würzen.

Olivenöl in einer Pfanne erhitzen und die Hähnchenbrustfilets darin von beiden Seiten anbraten, bis sie goldbraun sind.

Die gehackte Zwiebel, Knoblauch, Paprika, Karotten und Sellerie hinzufügen und alles zusammen weitere 5 Minuten anbraten.

Die Tomaten und den Thymian hinzufügen und alles gut vermengen.

Die Pfanne in den vorgeheizten Ofen geben und den Braten für 20-25 Minuten garen, bis das Gemüse weich ist und das Hähnchen durchgegart ist.

Braten aus dem Ofen nehmen und servieren.

Dieser Hühner- und Gemüse-Braten ist eine gesunde und entgiftende Mahlzeit, die reich an Nährstoffen und Vitaminen ist. Verwenden Sie frische, biologische Zutaten für beste Ergebnisse.

Kapitel 11: Angebot für das Mittagessen zwischendurch:

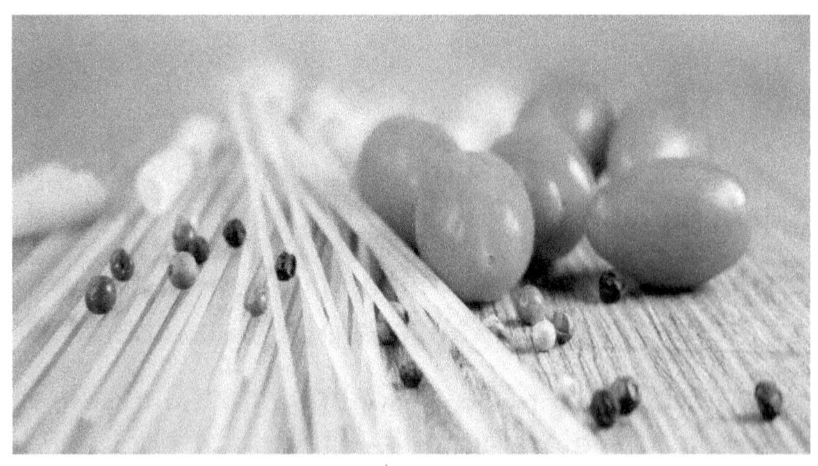

Spaghetti Carbonara

Hier ist ein Rezept für Spaghetti Carbonara:

Zutaten:

400 g Spaghetti

4 Eier

100 g Pancetta oder Speck, in kleine Stücke geschnitten

100 g geriebenen Pecorino-Käse

Salz und Pfeffer nach Geschmack

Zubereitung:

Kochen Sie die Spaghetti in einem großen Topf mit kochendem Salzwasser, bis sie al dente sind.

Währenddessen braten Sie den Pancetta oder den Speck in einer Pfanne goldbraun.

In einer separaten Schüssel verquirlen Sie die Eier mit dem geriebenen Pecorino-Käse, Salz und Pfeffer.

Abgießen Sie die Spaghetti und geben Sie sie in die Pfanne mit dem Pancetta oder dem Speck.

Fügen Sie die Ei-Käse-Mischung hinzu und rühren Sie sie schnell ein, damit die Hitze des Spaghetti die Eier kocht und eine cremige Sauce bildet.

Servieren Sie die Spaghetti Carbonara sofort und genießen Sie!

Tipp: Sie können auch etwas frisch geriebene schwarze Pfefferkörner hinzufügen, um dem Gericht mehr Würze zu verleihen.

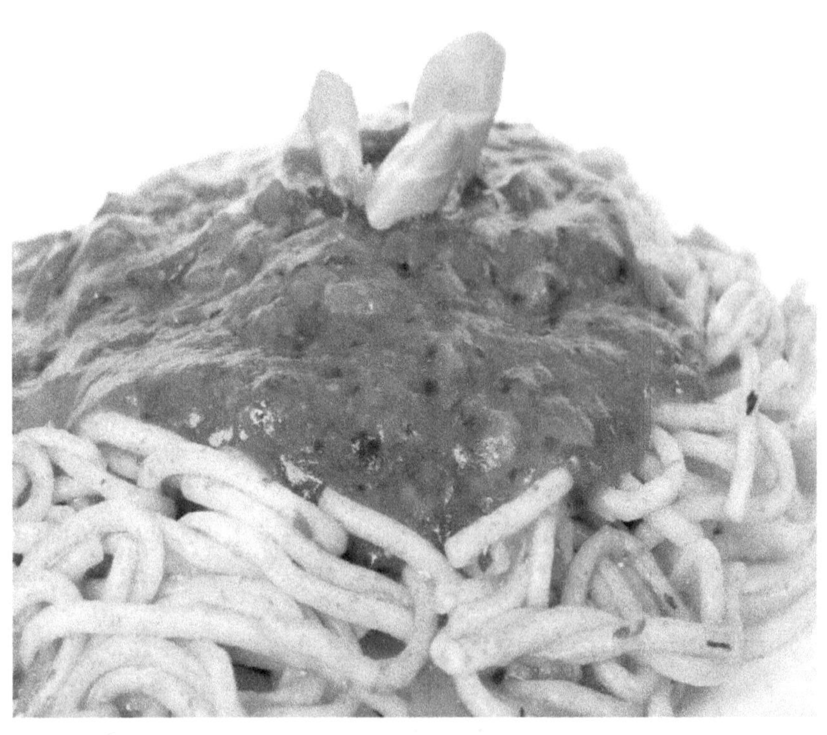

Spaghetti Bolognese

Hier ist ein einfaches Rezept für Spaghetti Bolognese:

Zutaten:

400 g Spaghetti

1 Zwiebel, gehackt

2 Knoblauchzehen, gehackt

500 g Hackfleisch (Rindfleisch, Schweinefleisch oder eine Mischung)

1 Dose Tomaten (800 g)

1 EL Tomatenmark

2 EL Olivenöl

2 EL gehackte Petersilie

Salz und Pfeffer nach Geschmack

Zubereitung:

Kochen Sie die Spaghetti nach Packungsanweisung.

In einer großen Pfanne das Olivenöl erhitzen und die Zwiebel und den Knoblauch darin anbraten, bis sie weich sind.

Fügen Sie das Hackfleisch hinzu und braten Sie es, bis es gebräunt ist.

Gießen Sie die Tomaten und das Tomatenmark hinzu und rühren Sie alles gut um.

Kochen Sie die Sauce bei mittlerer Hitze für etwa 15 Minuten, bis sie dickflüssig ist.

Geben Sie die gehackte Petersilie hinzu und würzen Sie nach Belieben mit Salz und Pfeffer.

Servieren Sie die Spaghetti mit der Bolognese-Sauce.

Guten Appetit!

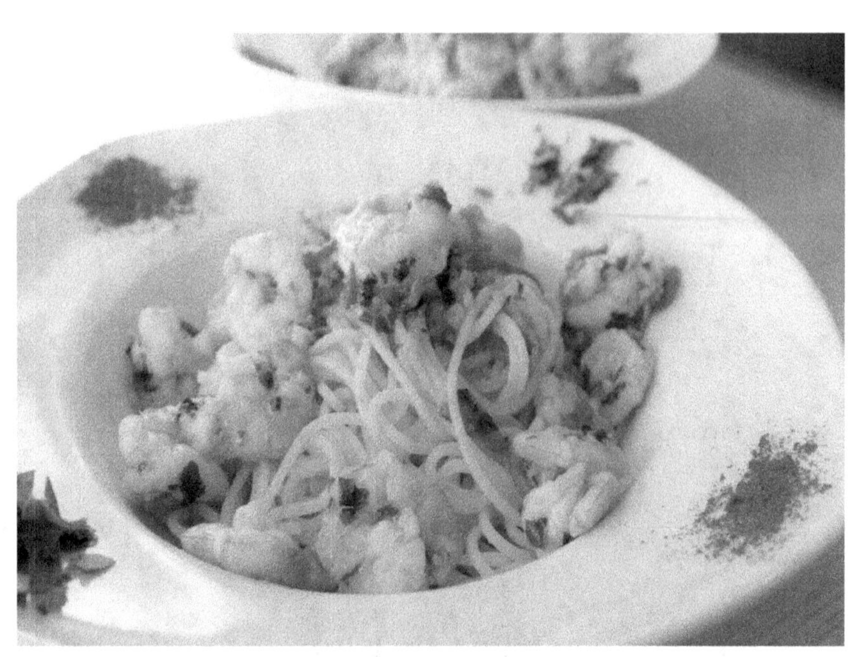

Spaghetti alle Vongole (mit Venusmuscheln)

Spaghetti alle Vongole ist ein klassisches italienisches Gericht mit Venusmuscheln. Hier ist ein einfaches Rezept, das Sie zu Hause nachkochen können:

Zutaten:

400g Spaghetti

2 Knoblauchzehen, gehackt

1 Chili, gehackt (optional)

2 Dosen Venusmuscheln (ca. 600g)

¼ Tasse Weißwein

¼ Tasse Olivenöl

4 EL Butter

½ Tasse frisch gehackte Petersilie

Salz und Pfeffer nach Geschmack

Zubereitung:

Kochen Sie die Spaghetti nach Packungsanweisung in reichlich salzigem Wasser.

In einer großen Pfanne erhitzen Sie das Olivenöl und fügen den Knoblauch und den Chili hinzu. Braten Sie, bis der Knoblauch goldbraun ist.

Fügen Sie die Venusmuscheln hinzu und braten Sie sie für 2-3 Minuten.

Gießen Sie den Weißwein in die Pfanne und kochen Sie, bis die Muscheln geöffnet sind (etwa 5 Minuten). Entfernen Sie alle Muscheln, die nicht geöffnet sind.

Fügen Sie die Butter und die Petersilie hinzu und schwenken Sie, bis sie geschmolzen ist.

Abgießen Sie die gekochten Spaghetti und fügen Sie es zur Muschel-Butter-Mischung hinzu. Würzen Sie nach Belieben mit Salz und Pfeffer.

Servieren Sie das Spaghetti-Gericht auf vorgewärmten Tellern und geben Sie die gekochten Venusmuscheln darüber.

Guten Appetit!

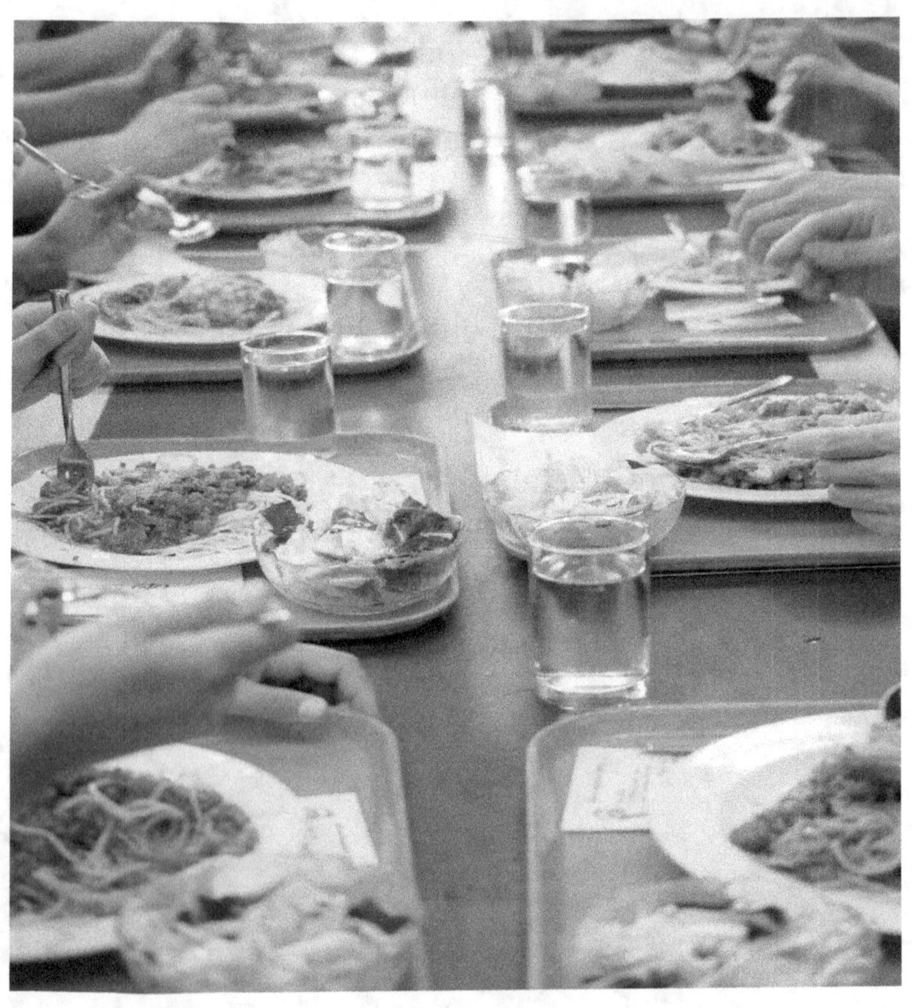

Spaghetti alla Puttanesca (mit Oliven, Kapern und Sardellen)

Spaghetti alla Puttanesca ist ein klassisches italienisches Gericht, das in kürzester Zeit zubereitet werden kann.

Gießen Sie den Weißwein in die Pfanne und kochen Sie, bis die Muscheln geöffnet sind (etwa 5 Minuten). Entfernen Sie alle Muscheln, die nicht geöffnet sind.

Fügen Sie die Butter und die Petersilie hinzu und schwenken Sie, bis sie geschmolzen ist.

Abgießen Sie die gekochten Spaghetti und fügen Sie es zur Muschel-Butter-Mischung hinzu. Würzen Sie nach Belieben mit Salz und Pfeffer.

Servieren Sie das Spaghetti-Gericht auf vorgewärmten Tellern und geben Sie die gekochten Venusmuscheln darüber.

Guten Appetit!

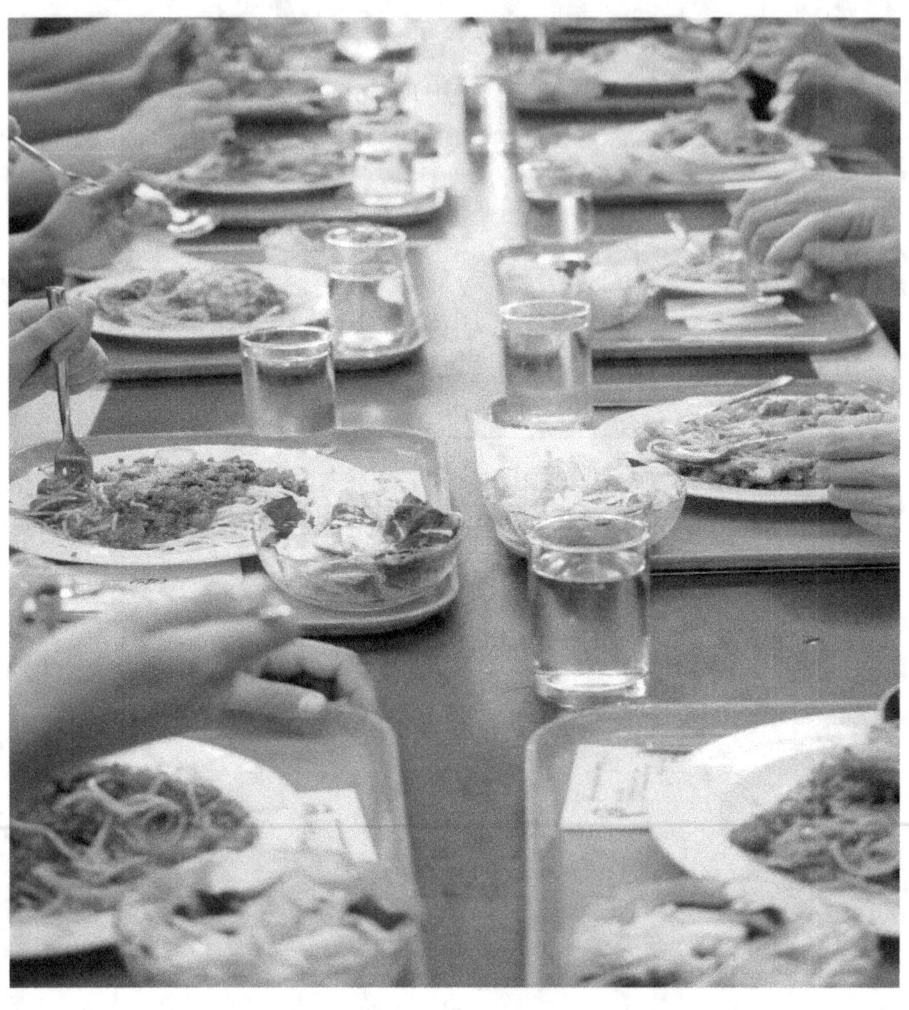

Spaghetti alla Puttanesca (mit Oliven, Kapern und Sardellen)

Spaghetti alla Puttanesca ist ein klassisches italienisches Gericht, das in kürzester Zeit zubereitet werden kann.

Hier ist das Rezept:

Zutaten:

400 g Spaghetti

4 EL Olivenöl

2 Knoblauchzehen, gehackt

400 g Tomaten, gehackt

½ Tasse Kalamata-Oliven, entkernt und gehackt

2 EL Kapern

4 Sardellenfilets, gehackt

1 TL getrockneter Thymian

1 TL getrockneter Oregano

Salz und Pfeffer nach Geschmack

2 EL frisches Basilikum, gehackt (optional)

Parmesan-Käse zum Servieren

Zubereitung:

Spaghetti in reichlich kochendem Salzwasser nach Packungsanweisung bissfest kochen.

Währenddessen das Olivenöl in einer großen Pfanne erhitzen und den Knoblauch darin anbraten, bis er goldbraun ist.

Tomaten, Oliven, Kapern, Sardellen und Thymian hinzufügen und kurz mitkochen lassen.

Mit Salz und Pfeffer abschmecken.

Die gekochten Spaghetti abgießen und zurück in den Topf geben. Die Tomatensauce darüber geben und gut vermischen.

Die Spaghetti auf Teller anrichten und mit frischem Basilikum und geriebenem Parmesan-Käse bestreuen.

Guten Appetit!

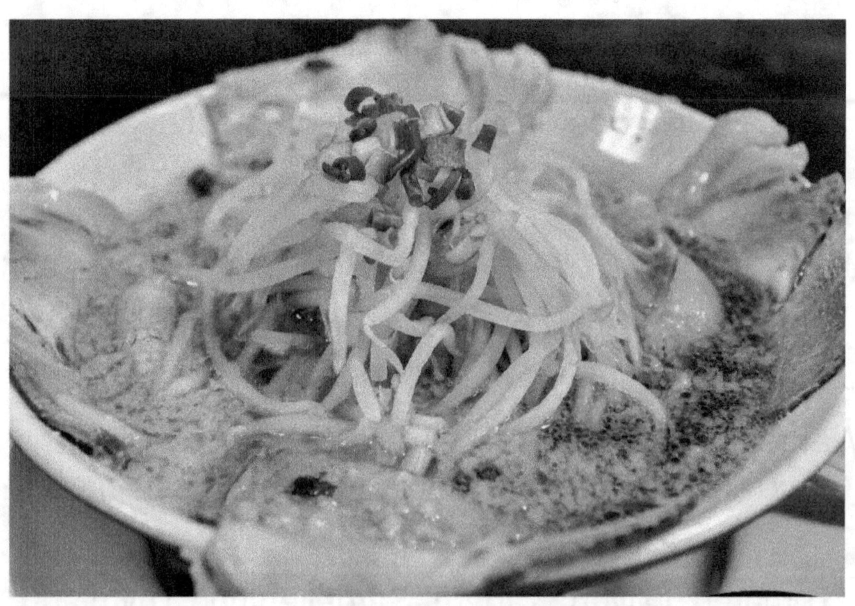

Spaghetti alla Amatriciana (mit Tomatensoße, Zwiebeln, Pancetta und Pecorino-Käse)

Hier ist ein einfaches Rezept für Spaghetti alla Amatriciana:

Zutaten:

500 g Spaghetti

400 g Tomaten

100 g Pancetta (oder geräucherter Speck)

1 große Zwiebel

4 Knoblauchzehen

frischer Pecorino-Käse zum Reiben

Olivenöl

Salz

Pfeffer

Chiliflocken (optional)

Zubereitung:

Kochen Sie die Spaghetti in reichlich Salzwasser nach Packungsanweisung al dente.

Währenddessen würfeln Sie den Pancetta und braten Sie sie in einer großen Pfanne in etwas Olivenöl an, bis sie knusprig und braun sind.

Entfernen Sie den Pancetta aus der Pfanne und bewahren Sie sie beiseite.

In derselben Pfanne braten Sie die gehackte Zwiebel und Knoblauch in Olivenöl an, bis sie weich sind.

Fügen Sie die gewürfelten Tomaten hinzu und kochen Sie sie für etwa 10 Minuten, bis sie weich sind und eine dickflüssige Soße bilden.

Würzen Sie die Soße mit Salz, Pfeffer und Chiliflocken nach Belieben.

Geben Sie die Pancetta zurück in die Pfanne und vermengen Sie sie mit der Tomatensoße.

Verteilen Sie die Spaghetti auf vier Teller und geben Sie jeweils eine Portion der Tomatensoße darüber. Reiben Sie frischen Pecorino-Käse darüber und servieren Sie das Gericht heiß.

Guten Appetit!

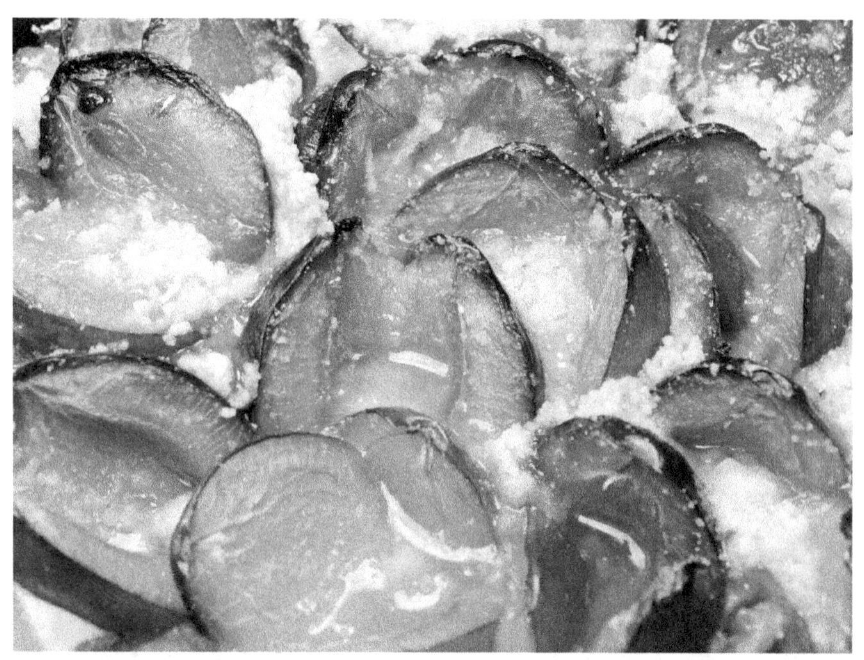

Es wird Zeit für das Abendbrot!

Ein „ballastreiches Abendbrot" bezieht sich auf eine Mahlzeit, die viele Ballaststoffe enthält. Ballaststoffe sind Nährstoffe, die nicht von unserem Körper verdaut werden, sondern durch den Verdauungstrakt wandern und als Stütze für unsere Darmgesundheit fungieren.

Ein Abendessen, das reich an Ballaststoffen ist, kann beispielsweise aus Vollkornbrot, grünen Gemüsesorten, Hülsenfrüchten oder Nüssen bestehen.

Es kann helfen, den Blutzuckerspiegel zu regulieren, den Cholesterinspiegel zu senken und das Sättigungsgefühl zu fördern.

Ein ballastreiches Abendbrot ist eine Art von Mahlzeit, die reich an Kohlenhydraten und Nährstoffen ist und ideal für eine lange Nacht ist. Dazu gehören beispielsweise:

2 Glas warmes Wasser vorweg

Brot oder Brötchen

Kartoffeln oder Reis

Gemüse wie Brokkoli, Blumenkohl oder Karotten

Proteinquellen wie Hähnchenbrust, Lachs oder Tofu

Nüsse, Samen oder Bohnen

Fettquellen wie Avocado oder Öl

Diese Lebensmittel bieten langanhaltende Energie und helfen, den Blutzucker gleichmäßig zu halten, um eine gute Nachtruhe zu ermöglichen.

Kapitel 12: Was ist was?

Low-Carb-Ernährung

1. **Eine Low-Carb-Ernährung** ist eine Art von Ernährung, die den Verzehr von

Kohlenhydraten einschränkt und stattdessen auf Proteine und gesunde Fette setzt. Die Idee hinter dieser Ernährung ist, dass ein geringerer Kohlenhydratverzehr den Blutzucker- und Insulinspiegel stabil hält und dadurch Gewichtsverlust und andere gesundheitliche Vorteile erzielt werden können.

Low-Carb-Ernährung beinhaltet oft eine begrenzte Aufnahme von Lebensmitteln wie Brot, Pasta, Reis, Kartoffeln und zuckerhaltige Lebensmittel wie Süßigkeiten und Limonade. Stattdessen werden gesunde Fette wie Olivenöl, Nüsse und Avocado, Proteine wie Fleisch, Fisch und Eier sowie Gemüse wie Grünkohl, Brokkoli und Spinat bevorzugt.

Es ist wichtig zu beachten, dass Low-Carb-Ernährung nicht für jeden geeignet ist und es wichtig ist, sich vorher von einem Arzt oder Ernährungsexperten beraten zu lassen.

Insulinresistenz

2. **Insulinresistenz** ist ein Zustand, bei dem das körpereigene Insulin nicht mehr ausreichend wirkt. Normalerweise produziert die Bauchspeicheldrüse Insulin, um Glukose aus

dem Blut in die Zellen zu transportieren, wo sie als Energie genutzt

wird. Bei Insulinresistenz wird jedoch weniger Insulin produziert oder es wird weniger wirksam, so dass die Zellen Glukose nicht mehr ausreichend aufnehmen können.

Dies kann zu einer erhöhten Konzentration von Glukose im Blut führen, was zu einem erhöhten Risiko für Diabetes, Herz-Kreislauf-Erkrankungen und andere gesundheitliche Probleme führen kann. Insulinresistenz kann aufgrund einer Kombination aus genetischen und umweltbedingten Faktoren entstehen, wie beispielsweise Übergewicht, mangelnde körperliche Aktivität und eine ungesunde Ernährung.

Hydratation

3. **Hydratation** bezieht sich auf den Prozess des Auffüllens von Flüssigkeiten im Körper, um den Wasserhaushalt auszugleichen. Es ist von entscheidender Bedeutung für den menschlichen Körper, um alle Funktionen aufrechtzuerhalten, darunter Regulierung der Körpertemperatur, Transport von Nährstoffen

und Abfallstoffen sowie Unterstützung der Verdauung.

Eine ausreichende Hydratation kann durch den Verzehr von Wasser, Tee, Saft oder anderen hydratisierenden Flüssigkeiten erreicht werden. Es ist wichtig, regelmäßig Flüssigkeiten zu sich zu nehmen, insbesondere bei körperlicher Anstrengung, hohen Temperaturen und hoher Luftfeuchtigkeit.

Eine Dehydration kann zu Symptomen wie Kopfschmerzen, Müdigkeit, Übelkeit und Verwirrung führen und kann bei längerem Verlust von Flüssigkeiten zu ernsteren Gesundheitsproblemen führen. Daher ist es wichtig, dass man regelmäßig trinkt, um eine ausreichende Hydratation zu gewährleisten.

Leber

Die Leber ist eines der wichtigsten Organe im menschlichen Körper und hat viele wichtige Funktionen. Einige ihrer Hauptaufgaben sind:

Stoffwechselregulation: Die Leber reguliert den Stoffwechsel im Körper, indem sie Nährstoffe aufnimmt, die aus der Nahrung stammen, und sie in Formen umwandelt, die vom Körper verwendet werden können.

Entgiftung: Die Leber ist verantwortlich für die Entfernung von Schadstoffen und Abfällen aus dem Körper. Dazu gehören Toxine, die aus der Nahrung stammen, sowie Abfallprodukte, die bei chemischen Reaktionen im Körper entstehen.

Blutbildung: Die Leber ist auch für die Produktion von Blutkomponenten wie Gerinnungsfaktoren und Proteine verantwortlich.

Zuckeraufbewahrung: Die Leber speichert Zucker in Form von Glykogen und kann diesen bei Bedarf in den Blutkreislauf abgeben, um den Blutzuckerspiegel zu regulieren.

Cholesterinregulation: Die Leber produziert auch Cholesterin und reguliert seine Menge im Blut.

Dies sind nur einige der wichtigsten Funktionen der Leber. Insgesamt ist es ein sehr komplexes und wichtiges Organ, dessen reibungslose Funktion für die Gesundheit des gesamten Körpers entscheidend ist.

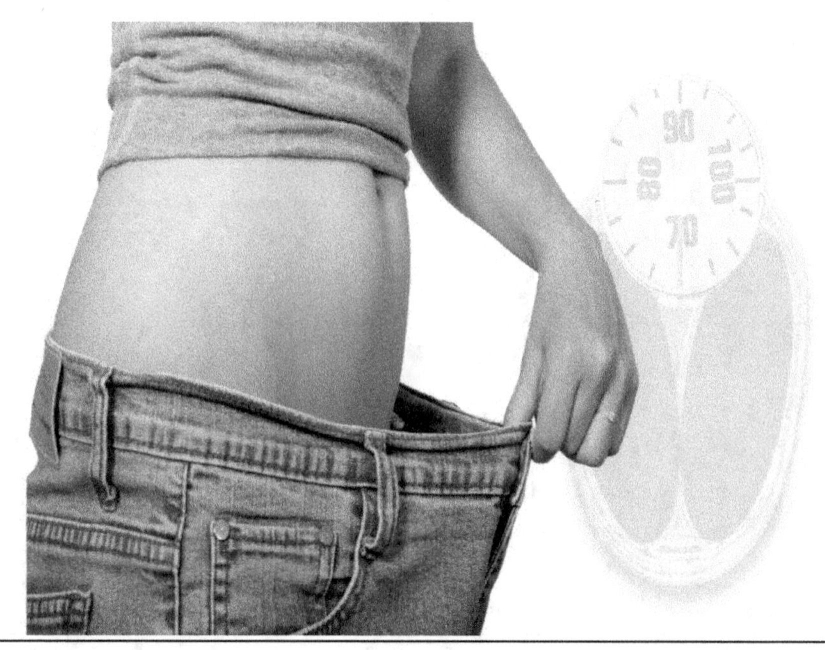

Haben wir unser Ziel erreicht?

Notizen:

Impressum:

Quellen des Buches Internet/KI

Autor: G. Renke

Kontakt: gerenke@web.de

Copyright: 2023, G. Renke

Veröffentlichung: Selbstveröffentlichung

Hinweis: Die Informationen in diesem Buch sind nicht als medizinische Beratung zu verstehen und ersetzen nicht die Konsultation eines qualifizierten Arztes oder medizinischen Fachpersonals. Der Autor übernimmt keine Haftung für die Verwendung der in diesem Buch enthaltenen Informationen.

Dies ist ein grundlegendes Impressum, das speziell für ein selbstveröffentlichtes Buch über die Entgiftung des Körpers erstellt wurde. Es kann je nach Bedarf angepasst werden.

Bilder

Pixabay License

Alle Bilder Frei zu verwenden unter der Pixabay-Lizenz
Kein Bildnachweis nötig